U0376318

# 高脂血症

衣食住行 一看就懂

王鸿懿 主编

吉林科学技术出版社

## 图书在版编目（CIP）数据

高脂血症衣食住行一看就懂 / 王鸿懿主编 . —长春：吉林科学技术出版社，2022.8
ISBN 978-7-5578-9231-9

Ⅰ . ①高… Ⅱ . ①王… Ⅲ . ①高血脂病－防治 Ⅳ . ① R589.2

中国版本图书馆 CIP 数据核字 (2022) 第 033372 号

# 高脂血症衣食住行一看就懂
GAOZHIXUEZHENG YI-SHI-ZHU-XING YI KAN JIU DONG

| | |
|---|---|
| 主　　编 | 王鸿懿 |
| 出 版 人 | 宛　霞 |
| 责任编辑 | 宿迪超 |
| 助理编辑 | 郭劲松 |
| 装帧设计 | 陈卓通 |
| 制　　版 | 上品励合（北京）文化传播有限公司 |
| 幅面尺寸 | 170 mm×240 mm |
| 开　　本 | 16 |
| 字　　数 | 200 千字 |
| 印　　张 | 13 |
| 页　　数 | 208 |
| 印　　数 | 1-7 000 册 |
| 版　　次 | 2022 年 8 月第 1 版 |
| 印　　次 | 2022 年 8 月第 1 次印刷 |
| 出　　版 | 吉林科学技术出版社 |
| 发　　行 | 吉林科学技术出版社 |
| 社　　址 | 长春市福祉大路 5788 号出版大厦 A 座 |
| 邮　　编 | 130118 |

发行部电话 / 传真 0431-81629529 81629530 81629531
　　　　　　　　　　 81629532 81629533 81629534
储运部电话 0431-86059116
编辑部电话 0431-81629378
印　　刷　长春百花彩印有限公司
书　　号　ISBN 978-7-5578-9231-9
定　　价　49.90 元
如有印装质量问题可寄出版社调换
版权所有　翻印必究　举报电话：0431-81629517

# 前言

随着人们生活水平的提高，越来越多的人患上了高脂血症，而且患病年龄也正在逐渐年轻化。高脂血症正日益变成我们身边"看不见的杀手"，威胁着现代人的健康。

说到高脂血症，大家应该不陌生。大多数人首先想到它是一种"富贵病"，一旦得上就很难治愈。而患上这类疾病的人大多是吃得太好，运动又少，结果脂肪多了，血脂升高了，长此以往在不知不觉中就患上了高脂血症。

然而，很多人并没有在意这种疾病，因为早期的高脂血症患者往往并没有明显的症状，直到体检发现了血脂异常，或者身体有了明显的症状后，才意识到病症已经严重了，才赶紧去就医、治疗。

本书从实际出发告诉和指导怀疑自己患有高脂血症的人如何按步骤找到病因，明确患有高脂血症或并发症后第一时间怎么做，怎么吃，怎么运动，从就医、检查、用药、饮食、营养、运动、生活习惯各个方面详细指导高脂血症患者如何改善病情。

本书将教你运用科学方法——管住嘴、迈开腿，做到轻松降血脂。帮助高脂血症患者从点滴处改变膳食习惯，自己动手做到合理膳食。同时，搭配相应的运动进行锻炼降脂。

最后，希望每一位高脂血症患者都能通过阅读本书，从中受益，学会吃，学会动，将高脂血症对生活的影响降到最低，并且积极预防可能发生的并发症。

扫码领取＋

• 线上问诊
• 用药查询
• 疾病的防与治
• 家庭急救方法

# 目　录

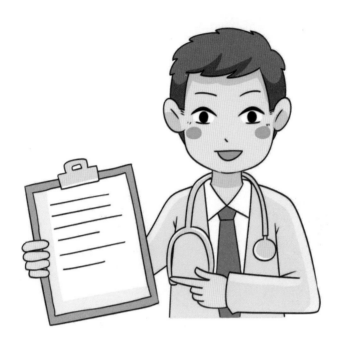

## 第二章
## 高脂血症用药指南..................................**19**

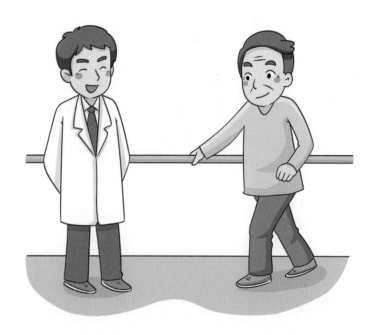

# 第五章
## 生活保健做得好，血脂异常找不上 .......169

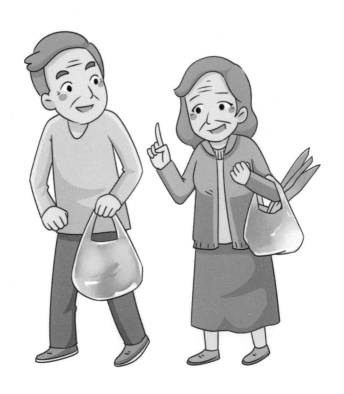

# 第六章
## 并发症不可怕，饮食运动帮你来调节 .... 179

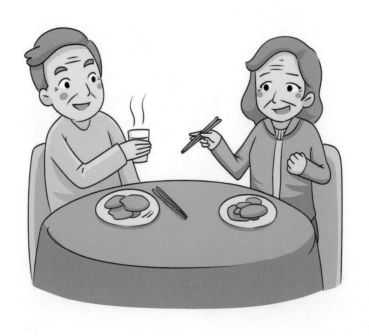

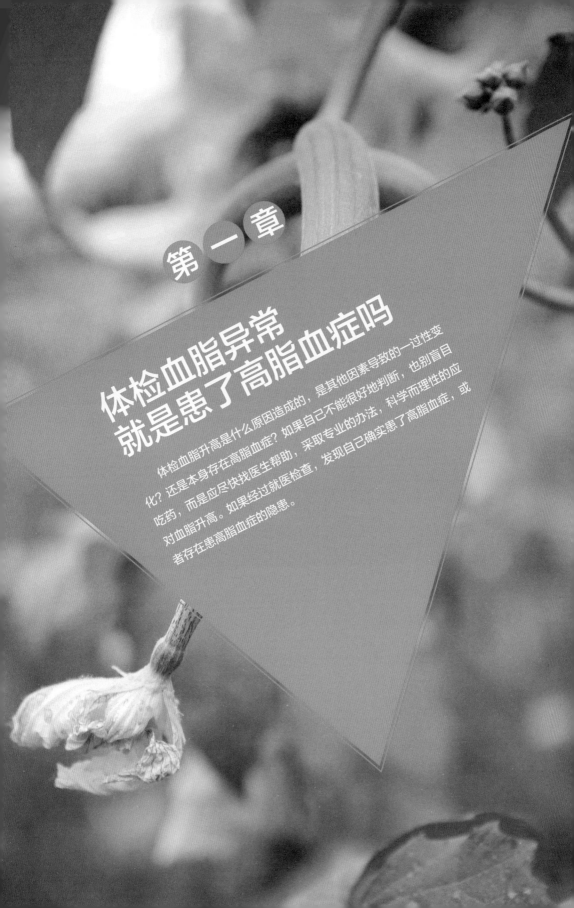

第 一 章

# 体检血脂异常就是患了高脂血症吗

体检血脂升高是什么原因造成的，是其他因素导致的一过性变化？还是本身存在高脂血症？如果自己不能很好地判断，也别盲目吃药，而是应尽快找医生帮助，采取专业的办法，科学而理性的应对血脂升高。如果经过就医检查，发现自己确实患了高脂血症，或者存在患高脂血症的隐患。

# 第一，初次发现血脂高，别慌，先自己找找原因

我们在体检时，很多人都对化验单上的血脂指标异常非常敏感。有的人看到自己体检单子上面血脂升高，就开始担心自己是不是得了高脂血症。其实我们在看到血脂升高的指标后，也不要过于紧张，应该保持镇静，理性处理，应尽快分析血脂升高的原因，如果自己不能很好地判断，可以找医生，采取专业的办法，科学而理性地应对血脂升高。

## 🌡 认识血脂，了解它的分类

如果说血液是人体内不断流动的"河水"，那么血脂就是"河水"中的"矿物质"。脂，即脂肪，也就是说，血脂是血液（血浆或血清）中所含有的脂类成分的总称，包括胆固醇、甘油三酯、磷脂、游离脂肪酸、微量类固醇激素和脂溶性维生素等。它们是血液中的正常成分，具有重要的生理作用。

**血脂的主要组成**

| 血脂的主要成分 | 血脂中的占比 | 生理作用 |
| --- | --- | --- |
| 胆固醇<br>（简写为Ch） | 是血液中各种胆固醇的总和，必须与蛋白质结合以脂蛋白形式存在。脂蛋白根据密度分为：乳糜微粒（CM）、极低密度脂蛋白（VLDL）、低密度脂蛋白（LDL）、高密度脂蛋白（HDL）；约占血浆总脂的1/3 | 主要用于合成细胞浆膜、类固醇激素和胆汁酸。胆固醇过多会在血管壁沉积，使血管变窄，失去弹性变硬变脆，渐渐将血管完全堵死，诱发心绞痛、冠心病、脑卒中等 |
| 甘油三酯<br>（简写为TG） | 又称中性脂肪，约占血浆总脂的1/4 | 参与人体内能量代谢。如果体内的甘油三酯过多，会在人体不同部位堆积，造成不同的后果。比如堆积在皮下，人就会发胖；堆积在肝脏，就会造成脂肪肝 |

| 血脂的主要成分 | 血脂中的占比 | 生理作用 |
|---|---|---|
| 磷脂<br>(简写为PL) | 是含有磷脂根的类脂化合物，约占血浆总脂的1/3，主要有卵磷脂、脑磷脂、丝氨酸磷脂、神经磷脂等，其中70%~80%是卵磷脂 | 磷脂是生命的基础物质，是细胞膜的重要组成部分；可以分解过高的血脂和过高的胆固醇，清扫血管，使血管循环顺畅，被公认为"血管清道夫" |
| 游离脂肪酸<br>（简写FFA） | 又称非酯化脂肪酸，约占血浆总脂的5%~10% | 是机体能量的主要来源，是进行持久活动所需的物质 |

## 血液中的脂肪是从哪里来的

我们通常所谈及的血脂，来源主要有两种途径：内源性和外源性。

### 内源性血脂

内源性血脂是指通过人体自身分泌、合成的一类血清脂类物质，占70%。先经过肝脏、脂肪细胞，并与细胞结合后释放到血液中，便可成为供给人体新陈代谢和生命活动的能量来源。

### 外源性血脂

外源性血脂是指来自外界、不能由人体直接合成的血脂，占30%。这类血脂大多是人体从吃进去的食物中吸收的。人们吃进去的食物在经过胃肠道的消化和吸收后，脂类物质进入血液，从而成为血脂。

正常情况下，两种血脂来源相互制约，此消彼长，共同维持着人体的血脂代谢平衡。但是如果人们长期受到不良因素的影响，如高脂肪、高热量等不健康饮食，则会造成血脂升高，诱发疾病。

### 血脂的来源

胆固醇
- 内源性：肝脏合成（主要）
- 外源性：食物中的饱和脂肪酸和胆固醇（动物内脏、蛋黄、奶油、肉类）

甘油三酯
- 合成部位：肝脏、脂肪组织、小肠
- 原料：食物中的淀粉、脂肪

## 🌡️ 血脂异常一定就是高脂血症吗

医院化验单上的血脂指标包括低密度脂蛋白胆固醇、高密度脂蛋白胆固醇、甘油三酯、总胆固醇等，这些信息反映着人体内脂类代谢的情况。

很多人一看到自己化验单上出现血脂异常的指标，就觉得自己是不是患了高脂血症，其实不然。一般来说，正常人的血脂成分含量波动范围较大，也就是说，正常人之间血脂含量的差异也很大，单凭一两种血脂成分的高低来判断病理变化，是不准确的。

从化验单上来看，如果总胆固醇、低密度脂蛋白胆固醇、甘油三酯都异常升高，就可以被称为高脂血症，这三项指标都是低一些更好。但高密度脂蛋白胆固醇不一样，它被称作"好胆固醇"，能清除血液中的低密度脂蛋白胆固醇，即"坏胆固醇"，它的异常是指低于正常值。如果你的脂代谢异常体现在"好胆固醇"降低，也会对健康造成伤害，但不能叫作高脂血症了。

所以出现"血脂异常"并不能直接定义为就是"高脂血症"。虽然临床上，血脂异常与冠心病、高血压、脑卒中等心血管疾病密切相关，但是还要具体问题具体分析，不能盲目判断。

### 专家有话说

**好胆固醇&坏胆固醇**

**"好胆固醇"——高密度脂蛋白胆固醇（HDL-C）**

能抵御动脉硬化、粥样斑块的形成，并可以减少脂肪沉积在血管壁上，因而降低形成心脑血管疾病的机会，保护血管。

**"坏胆固醇"——低密度脂蛋白胆固醇（LDL-C）**

低密度脂蛋白本身并不坏，但是当它被氧化之后，变性的LDL胆固醇便成为了诱发血管炎症的因素之一，最终可造成沉积和动脉狭窄。

注：针对已经患有高胆固醇血症的人群，特别是动脉粥样硬化患者，必须严格控制膳食中高胆固醇食物的摄入。

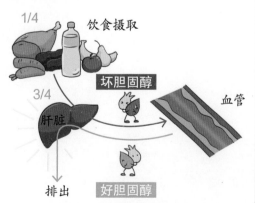

## 血脂升高的原因有哪些

**饮食**
　　如果我们的饮食习惯不好，例如饮食热量过高、脂肪含量过高、含糖量过高，或抽烟喝酒过多，长此以往就容易出现血脂升高的情况。

**药物**
　　如果体检近期正在服用糖皮质激素、非心脏选择性β-受体阻滞剂、利尿剂等药的人，检查结果也容易显示血脂异常。

**年龄**
　　有研究发现，其实年龄在一定程度上也影响着血脂变化。因为随着年龄的增长，血脂水平呈现出升高的趋势，人体内血脂吸收能力增加，而脂质分解、排泄能力逐渐下降。

**精神**
　　精神紧张或者焦虑等，都可能引起血脂升高。

**血脂升高**

**疾病**
　　如果是患有糖尿病、肝脏疾病、肾功能衰竭、肾病综合征、甲状腺功能减退症、脂肪萎缩症、骨髓瘤、多囊卵巢综合征（女性）等疾病的人群往往也容易出现血脂异常。

**运动**
　　长期不运动或者少运动，身体肥胖，久而久之就容易造成血脂异常。

**遗传**
　　我们知道有一部分人，明明生活很健康，身体也没有其他疾病，但是血脂还是高，这个时候我们就可以考虑是由单一基因或多个基因突变引起的，有明显的遗传性、家族聚集性。

# 第二，了解高脂血症的基本信息，知己知彼

如果经过自己的仔细分析，怀疑自己患了高脂血症，那么就需要赶紧了解高脂血症的基本信息，做到心中有数，以便为就医做准备。

## 🌡️ 什么是高脂血症

在正常情况下，人体脂质的合成与分解会在一定范围内保持一个动态平衡，而高脂血症就是人体血液中的胆固醇、甘油三酯、低密度脂蛋白的水平超过了正常范围，进而引发一系列临床病理变化的病症。

简单来说，我们可以理解为血清中总胆固醇（TC）、甘油三酯（TG）、低密度脂蛋白胆固醇（LDL-C）水平单项或多项升高。

## 🌡️ 判断高脂血症的标准

关于高脂血症的诊断标准，具有可参考以下两种。

### 🧪 血脂异常的临床分类

血脂异常分类比较复杂，最简单的有病因分类和临床分类两种，最实用的是临床分类。从实用角度出发，血脂异常可进行简易的临床分类。

根据《中国成人血脂异常防治指南（2016修订版）》，血脂异常的临床分类大致如下：

| 血脂异常的临床分类 | | | | |
|---|---|---|---|---|
| | TC | TG | HDL-C | 相当于WHO表型 |
| 高胆固醇血症 | | | | Ⅱa |
| 高TG血症 | | 增高 | | Ⅳ、Ⅰ |
| 混合型高脂血症 | 增高 | 增高 | | Ⅱb、Ⅲ、Ⅳ、Ⅴ |
| 低HDL-C血症 | 降低 | | | |

注：TC 总胆固醇；TG 甘油三酯；HDL-C 高密度脂蛋白胆固醇；WHO 世界卫生组织

## 🖐 《实用内科学》诊断依据

◆ 空腹血清胆固醇 (TC) > 6.2 毫摩尔 / 升；

◆ 甘油三酯 (TG) > 2.28 毫摩尔 / 升；

◆ 高密度脂蛋白 (HDL－C) < 0.09 毫摩尔 / 升。

**其诊断标准为：**

近期 2 次 ( 相隔 2 周以上 ) 空腹血清总胆固醇（Tc）≥ 6145 毫摩尔 / 升，甘油三酯（TG）≥ 1153 毫摩尔 / 升或高密度脂蛋白胆固醇 (HDL2ch) 男 ≤ 1104 毫摩尔 / 升，女性 ≤ 1117 毫摩尔 / 升 。

## 🌡 高脂血症的常见症状

| 高脂血症症状分级 | 主要表现 |
| --- | --- |
| 轻 度 | 病情比较轻的患者在发病初期无不适症状，但没有症状不等于血脂不高，定期检查血脂至关重要 |
| 一 般 | 多数患者并无明显症状和异常体征，一般的患者可能会出现头晕、神疲乏力、失眠健忘、肢体麻木、胸闷、心悸等，而多数患者血脂高但无症状，常常是在体检化验血液时发现高脂血症 |
| 较 重 | 病情较重时会出现头晕目眩、心悸气短、乏力、肢体麻木等症状 |
| 长期症状 | 长期血脂高，脂质在血管内皮沉积所引起的动脉粥样硬化，会引起冠心病和周围动脉疾病等，表现为心绞痛、心肌梗死、脑卒中和间歇性跛行（肢体活动后疼痛），小腿会经常抽筋，而且会感觉非常痛 |
| 特殊症状 | 少数症状：可出现角膜弓和高脂血症眼底改变。看东西一阵阵模糊，这是血液变黏稠，流速减慢，使视神经或视网膜暂时性缺血缺氧所致。角膜弓又称老年环，若发生在40岁以下，则多伴有高脂血症，以家族性高胆固醇血症多见，但特异性不强 |

## 你是高脂血症的易发人群吗

| 易发人群 | 具体表现 |
|---|---|
| 肥胖人群 | 外在表现是大腹便便，体形肥胖；内在变化是血液中甘油三酯、胆固醇含量过高，出现血脂升高 |
| 压力大、精神紧张的人群 | 这些人群无暇顾及自身的饮食起居和健康，身体免疫力和抵抗力下降，随之而来的就是血液黏稠度加重，血管收缩加大，导致总胆固醇、低密度脂蛋白、甘油三酯上升和高密度脂蛋白下降，从而引起高脂血症 |
| 患有其他一些疾病的人群 | 有高血压等其他冠心病危险因素者；甲状腺机能低下、糖尿病、肾病症候群、阻塞性黄疸、女性更年期等，若没获得良好的控制，高脂血症将伴随而生 |
| 服用一些特殊药物的人群 | 有些药物可引起人体血脂代谢的紊乱，如类固醇、避孕药等 |
| 有高脂血症家族史的人 | 有血脂异常及心脑血管病家族史的人，患有高脂血症的概率将增加，应注意定期体检 |
| 40岁以上的人 | 40岁以上，长期高脂肪、高糖、高热量的人群 |
| 绝经后女性 | 绝经后女性雌激素水平急速下降，可引起血脂异常，是高脂血症青睐的人群 |
| 不良生活习惯的人 | 有抽烟、酗酒、熬夜等不良习惯的人，容易导致甘油三酯、总胆固醇偏高，形成高脂血症 |

**专家有话说**

### 高脂血症不一定是胖子，瘦子也会得

很多人认为，高脂血症是胖子的专利，瘦人是不会患高脂血症的。事实上，体形正常或较瘦的人患上高脂血症也不少见。因为引起血脂升高的原因很多，包括遗传和多种环境因素，而肥胖只是众多影响血脂高低的因素之一。另外，有些血脂异常是由其他疾病引起，比如糖尿病、肝脏疾病、肾病综合征等，这被称作继发性血脂异常，这部分人群就有不少是消瘦体形的。

# 🌡 了解高脂血症的危害

高脂血症对人体的损害是隐匿性、间接性和全身性的。一开始患上高脂血症常常没有明显的感觉，非常容易被忽视。但是长此以往，高脂血症就会直接造成"血稠"，然后沉积在血管壁上，造成局部血管壁变厚、血管狭窄、血液流通不顺畅，最终导致身体出现各种症状，引起心、脑、肾等方面疾病。

## 高脂血症对身体的危害

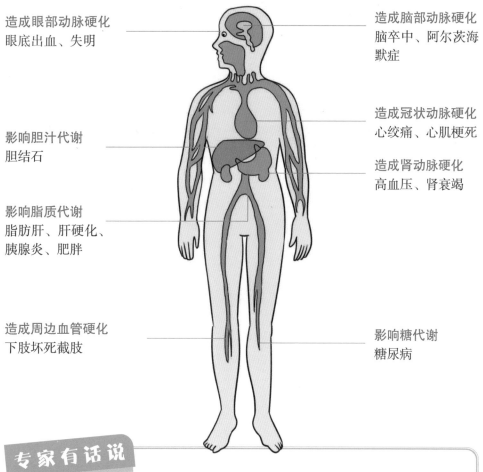

造成眼部动脉硬化
眼底出血、失明

影响胆汁代谢
胆结石

影响脂质代谢
脂肪肝、肝硬化、
胰腺炎、肥胖

造成周边血管硬化
下肢坏死截肢

造成脑部动脉硬化
脑卒中、阿尔茨海
默症

造成冠状动脉硬化
心绞痛、心肌梗死

造成肾动脉硬化
高血压、肾衰竭

影响糖代谢
糖尿病

## 专家有话说

为了更好地预防和治疗高脂血症，大家应该做定期体检。

1. 建议 20 岁以上的成年人至少每年测量 1 次空腹血脂。

2. 40 岁以上的男性和绝经后女性每年检查 1 次血脂。

3. 对于缺血性心血管疾病及高危人群则应每 3~6 个月测量 1 次血脂。

# 第三，做好准备，去医院进行就诊检查

在了解了高脂血症的相关知识、做了自我分析之后，如果不能确定自己是不是真的患了高脂血症，或者怀疑自己身体出现问题，则需要及时前往医院进行检查和确诊。

## 就诊前需要做哪些准备

就诊前需要做好充足的准备，下面为大家整理了一份就诊前准备清单，以供参考，不过具体情况还需要自己灵活调整。

### 就诊前准备工作清单（参考）

| 准备事项 | 具体内容 |
| --- | --- |
| 备齐近期检查资料 | 看病问诊是一个过程，因此在就诊前，一定要准备好近期（最好3个月内）做过的体检或检查结果、病历资料，最好能按时间顺序排列，以帮助医生快速了解病情。而且带好资料，还能避免不必要的重复检查，减少就医时间 |
| 带好手机、现金和信用卡 | 看病检查需要做好资金准备。现在网络支付智能化，一部手机就可以扫码付款，所以就诊前需要带好手机，一方面作为支付用，另一方面可以方便联系，但是为了保险起见带上必要的现金和信用卡也很重要，以免网络支付出现问题。如果是上了年纪的人，更要带好这几样东西。要注意保管好，以免医院人多丢失 |
| 带好医院看病证件 | 身份证、社保卡、病历本、医院的就诊卡等一切跟医保和就医有关系的东西都不可少。这些东西最好专门放在一个透明塑料文件袋里，以免丢失 |
| 提前选择适合的医院和医生 | 选择合适的医院和医生对于看病来说很重要，因为如果盲目选择的话，可能会耽误您的就诊时间或者诊治质量不高。所以根据自身情况，在选择医院就诊时可以考虑以下几点：<br>1.专病专治，根据自己的看病情况选择医院，选择专科医院会更加权威和专业，或者一些综合性医院也可。<br>2.根据离家远近选择医院，方便复查和随时就医。 |

| 准备事项 | 具体内容 |
|---|---|
| 提前安排就诊时间 | 根据自身情况和工作安排，提前安排好就诊时间，如果有想要看的专家或医生，还需要提前根据医生时间进行安排。选择合适的就诊时间，尽量避开高峰时段 |
| 做好心态调整，备足精神 | 虽然怀疑自己患病后会有一定的心理压力，不过去医院解决心里的疑惑和看病才是重点，所以调整心态，打起精神，配合医生一起解决问题 |
| 穿着得体、轻便 | 因为涉及进行一些常规检查，穿戴过于繁琐会造成不必要的检查麻烦，所以尽量不化妆，不带繁琐饰物，不穿繁琐衣物。同时，去医院就诊尽量戴口罩，避免交叉感染，保护他人也是保护自己 |
| 清楚自身身体情况，明确就医目的 | 就诊时医生大多数都会询问身体情况，所以就诊前一定要清楚自己最近的身体情况和身体感受，以及把需要医生帮助解决的问题，清楚地告诉医生，从而使得医生更准确地判断您的病情 |
| 预约挂号，熟悉挂号流程 | 我们一般在选定医院后，要搞清楚这所医院是采用什么样的挂号方式，选择一个便捷快速的挂号方式才能事半功倍。如果是网上预约挂号，需要在看病前，提前在医院指定的官方网站页面进行预约挂号，如果不清楚可以打电话进行询问。在首诊时要普通号、复诊时要专家号。首诊一般都做一些检查，这时挂普通号即可，如果确实有需要，复诊时候再挂专家号。复诊时再预约。<br>**注意：** 一般预约挂号需要提前1天到2周的时间进行预约，由于各医院规定不同，具体以医生预约表日期为准。提前预约既可避免到医院发现没有相关科室医生的号白跑一趟，也方便选择适合自己病症的医生，并合理安排看病时间 |
| 了解就诊科室 | 血脂异常属于多学科就诊模式，对于在体检中发现血脂异常情况的患者，最先考虑就诊心内科或者内分泌科。在基层医院还可以选择全科医学科或内科就诊。如果一些患者有脂质长期沉淀、动脉粥样硬化、胸闷、气短等心脑血管疾病症状，可以选择心内科就诊 |

# 🌡️ 了解检查项目，做好身体检查准备

如果担心自己患有高脂血症，那么一般常规检查主要进行的就是血液检查。所以在就诊前可以先了解一下需要检查的项目和具体身体准备，例如有些检查需要空腹等要求，以免检查前不知道而耽误检查。

## 👆 了解常规检查项目

一般如果确定和检查自己是不是患有高脂血症，最先进行的基础检查就是血脂四项，目的是查看脂类代谢是否有异常。主要包括以下四项：

1. 血清总胆固醇（TC）。

2. 甘油三酯（TG）。

3. 高密度脂蛋白胆固醇（HDL-C）。

4. 低密度脂蛋白胆固醇（LDL-C）。

## 👆 检查前的身体准备

### 1. 维持原来规则饮食至少 2 周，3 天内避免高脂饮食

血脂中的甘油三酯很容易受到一些油腻食物中高含量的脂肪所影响，有些病人在检查前一天晚上出去和朋友聚餐，吃了很多油腻的食物，结果在第二天进行抽血检查的时候，抽出来的血都是乳糜状的，这种血液的透光度很差，影响化验的结果。所以检查前避免吃一些油腻的食物，保持平时的饮食习惯至少 2 周，这样测定结果才能反映患者的稳定状态。

### 2. 抽血前一天别喝酒

临床上发现，大量饮酒者 2~3 天之内的血脂浓度，尤其是甘油三酯的浓度有显著升高。所以，抽血前 3 天内不能有大量饮酒的情况，24 小时内少量饮酒都不可以。

### 3. 空腹 10~12 小时

在吃完饭后，人体内的甘油三酯浓度会升高，尤其是在吃晚饭后的 2~4 小时达到最高峰，过了 8 小时后开始恢复正常，但是每个人的体质不同，有些人可能需要更长的时间才能恢复，所以我们确保餐后 10 小时再体检化验，这样的结果是最准确的。

血脂检测的化验单中，参考的正常值范围也是依据空腹时间 12 小时左右的结果制订的。因此，只有严格按照要求的空腹时间检查，才能够得到准确的结果，进而和标准的参考范围进行比较。

## 就诊，与医生详细面谈

看病时，我们往往也会遇到这种情形：等了很长时间，终于叫到自己的号了，结果和医生面谈一段时间，却不知道如何表达自己的看病想法，也并没有准确地从医生口中获取患病信息。

那么，这样的看诊体验显然效果不好，您也会觉得医生没说什么有用的信息就安排做检查，没耐心。其实，正确地沟通才是关键。

到医院看病，人人都希望花最少的时间，达到最好的看病效果。然而，除了医生过硬的医术之外，还离不开患者与医生之间科学有效地沟通和配合。

## 和医生做到"三说"

| 实事求是地说 | 到了医院看病就不要有心理负担，要实事求是，既不能夸大，也不能轻化或掩盖病情，以免误导医生，进而导致误诊和错误治疗 |
|---|---|
| 清楚明白地说 | 要向医生讲清自己的不适症状及症状发生的时间、先后顺序、演变过程、相关因素等，讲清自己以往的病情和治疗情况，以及医生提出的有关问题 |
| 突出重点地说 | 在诉说自己病情时，要突出重点，说出最主要的就诊原因和需要医生帮助解决的问题，避免讲一些对病情判断无意义的话，耽误看病 |

## 遵医嘱进行检查

问诊结束后，医生会给就诊者安排血脂检查，接下来去交费、抽血，然后等待结果就可以了。

注：具体检查项目还需要医生根据患者情况具体而定。

### Tips

一般检查单上都会有检查的具体地点和科室，到达指定地点后，需要进行窗口登记，以便确定检查顺序，然后耐心等待进行检查，如果检查的项目比较多，可以先采取人少的检查项目进行，之后再去排队检查其他项目，这样可以节省更多时间。但是注意拿好检查条，以免丢失。

# 第四，与医生看检查结果，判断病情

血脂化验通常当天或第二天就能出结果，当你拿到化验单后需要再次找到医生，让医生帮助查看检查结果，判断是否患有高脂血症。

## 查看血脂报告，读懂四项指标

当拿到血脂报告后，报告上的箭头、数字，往往是大家关注的焦点。血脂检查中的指标分别代表什么？不同医院检查的项目不同，但是以下四项是基本的临床实用检测项目，所以需要读懂血脂检查中 4 项指标。

| 姓 名： | | 科 室：内一科门诊 床号 |
|---|---|---|
| 性 别：女 | | 病历号： |
| 年 龄：65 岁 | | 检验项目:血脂(门诊) |

| 项 目 名 称 | 结 果 | 提示 | 参考范围 | 单 位 |
|---|---|---|---|---|
| 胆固醇 | 7.24 | ↑ | 3.50--5.60 | mmol/L |
| 甘油三酯 | 3.36 | ↑ | 0.40--1.70 | mmol/L |
| 低密度脂蛋白胆固醇 | 4.09 | ↑ | 0--3.12 | mmol/L |
| 高密度脂蛋白胆固醇 | 1.37 | | 0.83--1.96 | mmol/L |

**指标 1：甘油三酯（TG）**

一般情况下，甘油三酯高于 1.7mmol/L，就会被诊断为高甘油三酯血症。

**指标 2：血清总胆固醇（TC）**

根据《中国成人血脂异常防治指南》，一般人只要总胆固醇高于 5.7mmol/L 就诊断为高胆固醇血症。

**指标 3：高密度脂蛋白胆固醇（HDL-C）**

根据《中国成人血脂异常防治指南》，HDL-C < 1.04mmol/L 就会被诊断为低高密度脂蛋白胆固醇血症。

**指标 4：低密度脂蛋白胆固醇（LDL-C）**

根据《中国成人血脂异常防治指南》，LDL-C > 3.37mmol/L 就会被诊断为高低密度脂蛋白胆固醇血症。

## 📏 根据检查结果，进一步确定病情程度

医生会结合血脂四项的报告数据和问诊时了解到的情况，对你的血脂异常程度进行危险分层，确定病情的轻重程度，以便采取科学有效的治疗方法。

---

**符合下列任一条件者，可直接列为高危或极高危人群**

**极高危**：ASCVD 患者

**高危**：

1.LDL-C ≥ 4.9mmol/L 或 TC ≥ 7.2mmol/L

2. 糖尿病患者 1.8mmol/L ≤ LDL-C < 4.9mmol/L （或）3.1mmol/L ≤ TC < 7.2mmol/L 且年龄 ≥ 70 岁

---

↓

### 不符合者，评估10年ASCVD发病危险

| 危险因素个数 | 血清胆固醇水平分层（mmol/L） | | |
|---|---|---|---|
| | 3.1≤TC<4.1（或）1.8≤LDL-C<2.6 | 4.1≤TC<5.2（或）2.6≤LDL-C<3.4 | 5.2≤TC<7.2（或）3.4≤LDL-C<4.9 |
| 无高血压 0~1个 | 低危（<5%） | 低危（<5%） | 低危（<5%） |
| 2个 | 低危（<5%） | 低危（<5%） | 中危（5%~9%） |
| 3个 | 低危（<5%） | 中危（5%~9%） | 中危（5%~9%） |
| 有高血压 0个 | 低危（<5%） | 低危（<5%） | 低危（<5%） |
| 1个 | 低危（<5%） | 中危（5%~9%） | 中危（5%~9%） |
| 2个 | 中危（5%~9%） | 高危（≥10%） | 高危（≥10%） |
| 3个 | 高危（≥10%） | 高危（≥10%） | 高危（≥10%） |

↓

---

**具有以下任意 2 项及 2 项以上危险因素者，定义为高危：**

◎收缩压 ≥ 160mmHg 或舒张压 ≥ 100mmHg    ◎ BMI ≥ 28kg/m²

◎ 非 -HDL-C ≥ 5.2mmol/L   ◎吸烟

◎ HDL-C < 1.0mmol/L

---

注：以上资料来源于《中国成人血脂异常防治指南（2016 年）修订版》包括吸烟、低 HDL-C 及男性 ≥ 45 岁或女性 ≥ 55 岁。慢性肾病患者的危险评估及治疗请参见特殊人群血脂异常的治疗。ASCVD：动脉粥样硬化性心血管疾病；TC 总胆固醇；LDL-C：低密度脂蛋白胆固醇；HDL-C：高密度脂蛋白胆固醇：非高密度脂蛋白胆固醇；BMI：体重指数。

# 第五，疾病确诊，与医生沟通治疗方法

　　如果经过医生的问诊和相关检查结果，最终确定患有高脂血症，那么就需要及时和医生制定治疗方案，及早治疗，及早控制病情继续发展，将血脂控制在目标范围内。心血管疾病危险度不同的人群，目标血脂水平是不一样的。

## 🌡 明确血脂需要控制在什么范围内

| 危险等级 | LDL-C | 非-HDL-C |
|---|---|---|
| 低危、中危 | <3.4mmol/L | <4.1mmol/L |
| 高危 | <2.6mmol/L | <3.4mmol/L |
| 极高危 | <1.8mmol/L | <2.6mmol/L |

注：LDL-C 低密度脂蛋白胆固醇；非-HDL-C 非高密度脂蛋白胆固醇

## 🌡 在医生指导下积极调整饮食和生活方式

### 中国居民平衡膳食宝塔（2016年）

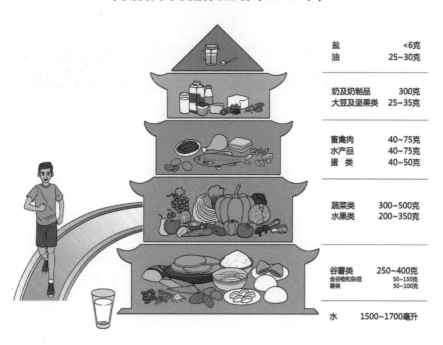

| | |
|---|---|
| 盐 | <6克 |
| 油 | 25~30克 |
| 奶及奶制品 | 300克 |
| 大豆及坚果类 | 25~35克 |
| 畜禽肉 | 40~75克 |
| 水产品 | 40~75克 |
| 蛋 类 | 40~50克 |
| 蔬菜类 | 300~500克 |
| 水果类 | 200~350克 |
| 谷薯类 | 250~400克 |
| 全谷物和杂豆 | 50~150克 |
| 薯类 | 50~100克 |
| 水 | 1500~1700毫升 |

对确诊高脂血症的患者来说，在刚开始的时候，并不一定非要通过药物治疗。如果最开始的表现只是血脂升高，尚未合并高血压、糖尿病、冠心病及脑血管病等临床疾病，那么，一般通过调整饮食和生活方式就可以得到缓解。总的来说，高脂血症患者的饮食应注意"一个平衡"和"五个原则"。

◆**一个平衡**：即平衡膳食，指膳食中所含的营养素种类齐全，比例恰当。一般来讲，建议高脂血症患者的三餐热量分配以 3：4：3 为宜，食量较大的患者，可以采取多餐分食的方法，以降低每餐的热量摄入。

◆**五个原则**：低能量、低胆固醇、低脂肪、低糖、高纤维饮食。

此外，还需要改变生活习惯，控制体重，增加适当的运动锻炼，戒烟，限盐，限制饮酒，禁烈性酒。

## 必要时进行药物治疗

如果患者血脂水平很高，或合并动脉粥样硬化性疾病，或者经过 3~6 个月严格的饮食控制后，血脂水平依旧比较高的话，医生会根据患者血脂异常的特点、病情程度来选择合适的降脂药，安排进行药物治疗。

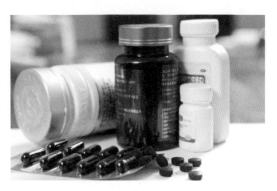

配合医生进行药物治疗

## 和医生确定复诊时间

体检的目的是做好健康管理，也是一种保障健康的有效手段。对于高脂血症患者来说，更应听从医生指导，定期复查血脂，关注血脂状况。

1. 饮食调理和非药物治疗的高脂血症人群，一般在 3~6 个月后，应复查血脂，如能达到要求，则继续非药物治疗，但仍须每 6 个月至 1 年复查 1 次，如持续达到要求，每年复查 1 次。

2. 药物治疗的高脂血症人群，开始后 4~8 周复查，如能达到目标值，逐步改为 6~12 个月复查 1 次；如开始治疗 3~6 个月复查血脂仍未达到目标值，则调整剂量或药物种类，或联合药物治疗（具体需要专科医师决定），再经 4~8 周后复查，达到目标值后延长为每 6~12 个月复查 1 次；对心血管病的高危患者，应采取更积极的降脂治疗策略。

# 第六，管住嘴、迈开腿，科学制订降血脂计划，做好调护打卡

　　高脂血症是一种生活方式病，对轻微的血脂升高，一般通过调整饮食和生活方式是可以得到缓解的。因此高脂血症患者首先要改变生活方式，其中最主要的是"管住嘴、迈开腿"。几乎有一半的高脂血症患者，通过改善生活方式，可以达到比较理想的血脂调节结果。那么，赶紧给自己制订一个计划吧，科学降脂，做好调护。

| 主要任务 | 每日记录 | 具体内容 | |
|---|---|---|---|
| | | 是 | 否 |
| 合理膳食 | | | |
| 运动锻炼 | | | |
| 控制体重 | | | |
| 规律作息 | | | |
| 定期体检 | | | |
| 配合治疗 | | | |

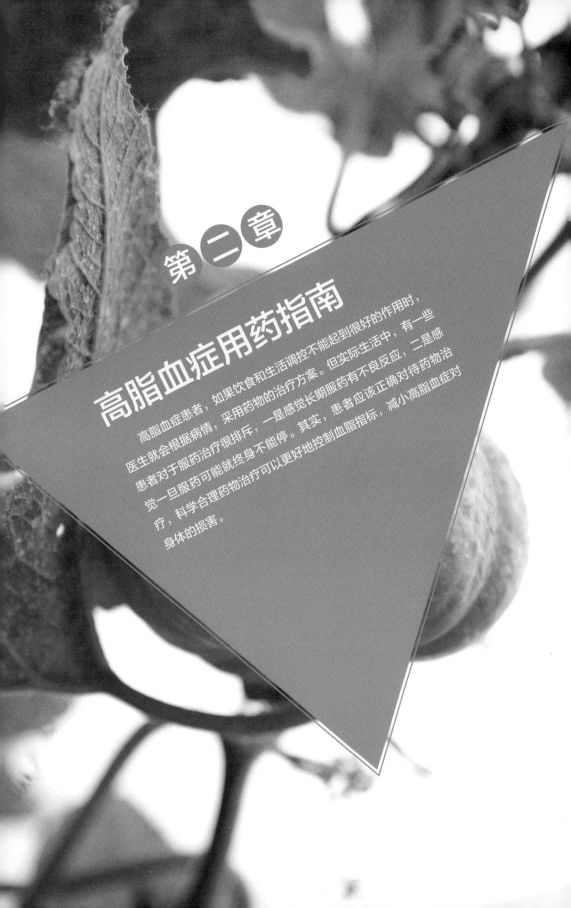

第 二 章

# 高脂血症用药指南

高脂血症患者，如果饮食和生活调控不能起到很好的作用时，
医生就会根据病情，采用药物的治疗方案。但实际生活中，有一些
患者对于服药治疗很排斥，一是感觉长期服药有不良反应，二是感
觉一旦服药可能就终身不能停。其实，患者应该正确对待药物治
疗，科学合理药物治疗可以更好地控制血脂指标，减小高脂血症对
身体的损害。

# 第一，了解常见降脂药，用对才有效

　　降脂药物按照降低血脂成分的不同，分为主要降低胆固醇的药物和主要降低甘油三酯的药物。其中，降低总胆固醇和低密度脂蛋白胆固醇首选他汀类药物，如普伐他汀、辛伐他汀等，可以让血总胆固醇降低 25%~35%；降低甘油三酯的药物以非诺贝特等贝特类药物为主，可使甘油三酯降低 30%~40%；治疗混合型高脂血症则需要以上两类药物联合使用。

　　下面，我们就具体来看一下临床上常用的降脂药都有哪些？

| 名　称 | 药　物 | 服　用 | 作　用 | 药　效 | 不良反应 |
|---|---|---|---|---|---|
| 他汀类 | 洛伐他汀：美降之、罗华宁、洛特、洛之特、明维欣 | 20~80mg/d，晚餐后或临睡前服用 | 使肝脏减少胆固醇和甘油三酯生成，增强肝脏从血液中除去 LDL-C、TG，因此，能有效降低 LDL-C 和 TG 水平 | TG：中效<br>TC：强效<br>LDL-C：强效<br>HDL-C：弱效 | 肝脏损害；肌病，合用另一种降脂药吉非贝齐，使肌病的发生率大增；皮疹、疲劳、头痛、肌酸激酶升高，谷丙转氨酶/谷草转氨酶升高等 |
| | 辛伐他汀：舒降之、理舒达、苏之、泽之浩、辛可 | 10~40mg/d，晚餐后或临睡前服用 | | | |
| | 普伐他汀：普拉固、美百乐镇 | 20~40mg /d，晚餐后或临睡前服用 | | | |
| | 氟伐他汀：来适可 | 20~80mg/d，晚餐后或临睡前服用 | | | |
| | 阿托伐他汀：立普妥、阿乐 | 10~80mg/d | | | |
| | 瑞舒伐他汀 | 10~80mg/d | | | |

| 名　称 | 药　物 | 服　用 | 作　用 | 药　效 | 不良反应 |
|---|---|---|---|---|---|
| **他汀类** | 匹伐他汀 | 1~4mg/d，晚餐后或临睡前服用 | | | |
| | 血脂康 | 4颗/日，分两次服用 | | | |
| **他汀类** | 非诺贝特：力平之 | 常用剂量为每次口服0.2g，每天1次 | 增强脂蛋白脂酶的活性，加速脂蛋白的分解。也能减少肝脏中脂蛋白的合成，从而显著降低甘油三酯、防止血液凝固、促进血栓溶解、减少动脉粥样硬化性炎症等 | TG：强效<br>TC：弱效<br>LDL-C：弱效<br>HDL-C：中效 | 胃肠道不适，轻微的恶心、腹泻和腹胀等，通常持续时间短暂，不需停药。长期服用时，应警惕肝、肾功能损害 |
| | 吉非贝齐：诺衡、康利脂。 | 常用剂量为每次口服0.6g，每天2次 | | | |
| | 苯扎贝特：必降脂、阿贝他 | 常用剂量为每次口服0.2g，每天3次 | | | |
| **胆酸螯合剂** | 考来烯胺 | 16~24g/d | 阻止肠肝胆酸循环，增加LDL受体数量。适用于家族性高胆固醇血症，家族性混合性高脂血症 | TG：弱效<br>TC：中效<br>LDL-C：中效<br>HDL-C：弱效 | 胃肠道不适，肠道吸收药物减少 |
| | 考来替泊 | 20~30g/d，分2次 | | | |
| **烟酸** | 烟酸 | 1.5~3g/d，分2~4次 | 抗脂肪分解，肝胆固醇合成减少，乳糜微粒/VLDL/LDL分解代谢增加 | TG：强效<br>TC：弱效<br>LDL-C：弱效<br>HDL-C：强效 | 潮红，瘙痒，皮肤干燥，十二指肠溃疡，胃肠道不适，黑色棘皮病，胃酸增加 |
| **胆固醇吸收抑制剂** | 依折麦布 | 10mg/d | 抑制肠道内胆固醇的吸收 | | 头疼和消化道症状 |

| 名 称 | 药 物 | 服 用 | 作 用 | 药 效 | 不良反应 |
|---|---|---|---|---|---|
| **高纯度鱼油制剂** | 多烯酸乙酯 | 1.5~3.0g/d，分3次 | 治疗高TG血症 | | 消化道症状，少数病例出现转氨酶或肌酸激酶轻度升高，偶见出血倾向 |
| | 普罗布考 | 1.0g/d，分2次 | 通过掺入LDL颗粒核心中，影响脂蛋白代谢，使LDL易通过非受体途径被清除 | | 胃肠道反应、头晕、头痛、失眠、皮疹等；极为少见的严重不良反应为QT间期延长 |

注意：具体药物使用还需要遵医嘱，根据身体不同情况，合理用药。

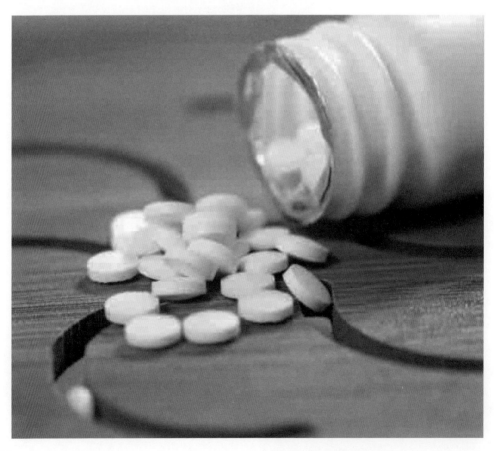

# 第二，根据病情选择合适的用药方案

| 不同病情 | 用药方案 |
|---|---|
| **轻、中度高胆固醇血症** | 他汀类药物 |
| **重度、难治性高胆固醇血症** | 首选大剂量或强效他汀，而后联合应用胆固醇吸收抑制剂（依折麦布）、胆酸螯合剂（考来烯胺），仍不能达标，如治疗难度大的家族性高胆固醇血症，可加用新型降脂药物PCSK9抑制剂 |
| **高甘油三酯血脂** | 贝特类（适用于非药物治疗3~6个月无效的患者），根据血清甘油三酯水平还可以选用盐酸、盐酸衍生物、氯贝丁酯 |
| **混合型血脂异常患者** | 甘油三酯水平升高明显：贝特类药物 |
| | 总胆固醇水平升高明显，甘油三酯不明显：他汀类药物 |
| | 病情较重患者，选择药物合用：贝特类+胆汁酸隔离剂；烟酸类药物+胆汁酸隔离剂 |
| **低高密度脂蛋白胆固醇血症** | 非药物治疗为主，根据病情发展再选用不同药物治疗 |

# 第三，谨遵医嘱，配合用药

在医生给出了具体的用药方案，开具了处方单后，患者就应该严格按照医生的处方服药。

## 🌡 做好长期服药的准备

血脂异常是一个缓慢的过程，因此血脂的调节，尤其是消除血脂的不良影响也同样需要一个持续作用的过程。长期服用调脂药物不仅可调节血脂，同时还可明显减少冠心病、心肌梗死、脑卒中等疾病的发生率、致残率和死亡率。所以，一定要做好长期服药的准备。

## 🌡 严格遵医嘱配合用药

高脂血症患者在药物治疗过程中，一定要谨遵医嘱，不能盲目用药，更不可自行随意更改药物和剂量，否则，不仅不能够治疗高脂血症，可能还会加重高脂血症的病情，带来不良反应或是引发其他的并发症。

## 🌡 血脂降了也不能盲目停药

降脂药不是吃了以后，血里的胆固醇马上就会减少。根据用药种类和剂量的不同，见效时间可能是 1~2 周，也可能是 1~2 个月。同时，一旦血脂降下来了，也不能因为血脂降了或者正常了就果断停药，因为不遵医嘱地盲目停药反而会让血脂反弹，影响治疗效果。

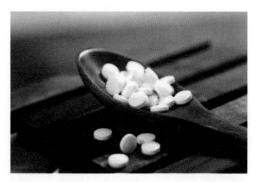

# 第四，用药后需定期复查，及时调整用药

很多患者不理解，为什么自己都按照医生指导吃了降血脂药，还需要复查？因为，利用药物进行降血脂，是为了减少心血管疾病风险，而到底降到多少才能减少心血管疾病风险，才可以缓解病情，稳定血脂，临床是有明确要求的，只有通过定期复查，才能够了解血脂的控制情况。

## 🌡 定期复查的好处

1. 可以确认所用药物是否有效：调节血脂的药物有很多种，不同体质、不同病情的高脂血症患者所用的药是不同的，需要达到的血脂水平也是不同的，所以定期复查能更好地让医生给出最佳的用药方案。

2. 确保用药的安全性：高脂血症的治疗需要长期服药，应该随时了解用药后的各项身体指标，合理调整用药方案。

因此，高脂血症患者用药后至少每 3~6 个月或按医生嘱咐去医院复查，根据血脂、肝肾功能等随时调整用药剂量并监测不良反应。

## 🌡️ 服用降脂药后的检查内容

根据不同的用药，患者会进行相应的检查，具体检查如下：

| 服用药物种类 | 检查项目 |
|---|---|
| 服用他汀类降脂药 | 开始服用前需要检测肝功能（谷丙转氨酶、谷草转氨酶）、磷酸肌酸激酶、肾功能水平，在服用药物后需要检测谷丙转氨酶、谷草转氨酶、磷酸肌酸激酶 |
| 服用贝特类降脂药 | 应检测肝功能、磷酸肌酸激酶、肾功能水平 |
| 服用烟酸类降脂药 | 应检测血糖、血尿酸、肝功能、磷酸肌酸激酶，如果与他汀类降脂药联用还需要检测磷酸肌酸激酶和血钾水平 |
| 服用胆酸螯合剂 | 应检测血清甘油三酯（TG）水平，TG≥4.52mmol/L应停药 |
| 服用依折麦布 | 应检测肝功能、磷酸肌酸激酶 |
| 服用普罗布考 | 应该检测心电图、血钾水平 |

# 第五，用药后出现不良反应怎么办

| 不良反应 | 症状表现 | 解决方法 |
|---|---|---|
| 肝功能受损 | 偶尔发生，血清转氨酶、碱性磷酸酶活性增高，甚至出现胆汁淤积性黄疸 | 及时停药，停药后恢复 |
| 胃肠道症状 | 没食欲、恶心、胃不舒服等，通常持续时间比较短 | 无需停药，饭后服药，用餐时少喝汤水，服药时少喝水 |
| 营养素缺乏 | 缺乏维生素A、维生素D、维生素K、钙、叶酸等营养素 | 适当补充缺乏的营养素 |
| 白内障 | 视力减退、视力模糊 | 定期做眼科检查，有明显的异常要及时停药或者减量 |
| 增强抗凝药作用 | 抗凝不足、出血等 | 服用抗凝药物时，减少服用30%的抗凝剂 |

| 不良反应 | 症状表现 | 解决方法 |
|---|---|---|
| 体位性低血压 | 如从平躺突然站起，或长时间站立引起低血压 | 检查血压，注意适当减少降压药的剂量 |
| 血糖异常 | 如空腹血糖水平升高、糖化血红蛋白水平升高等 | 注意调整降糖药的剂量 |
| 便秘、味觉差 | 味觉下降、食欲不好、大便干燥 | 服用相应的调味剂和纤维素来缓解 |
| 肌无力、肌痛 | 肌肉触痛、肌肉无力、磷酸肌酸激酶升高 | 检测激酶变化，及时停药 |
| 皮肤症状 | 面部潮红、皮肤瘙痒 | 多数在服药几天后逐渐自行减轻和消退 |

# 第六，合并其他用药需谨慎

如果高脂血症患者在服用降脂药期间，还在服用其他疾病的药物，需要提前询问医生相关服药的禁忌，不能放松大意，以免相互影响，发生不良反应。

## 常见并发症用药与注意

| 常见并发症 | 用药 | 备注 |
|---|---|---|
| 并发糖尿病 | 首选他汀类药物，不宜选择胆酸螯合剂和烟酸类药物；合并严重高甘油三酯血症（TG>5.0mmol/L）联合应用贝特类药物 | 联合用药注意及时复查肝功能、磷酸肌酸激酶 |
| 并发冠心病、脑梗死 | 需要长期服用他汀类降脂药物 | 不能随意停药；低密度脂蛋白要达标；出现严重不良反应，需要及时就医 |

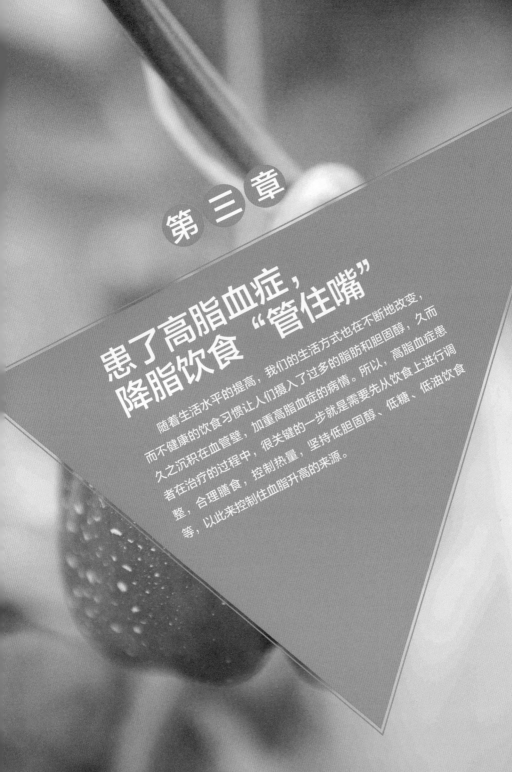

第 三 章

患了高脂血症，
降脂饮食"管住嘴"

随着生活水平的提高，我们的生活方式也在不断地改变，而不健康的饮食习惯让人们摄入了过多的脂肪和胆固醇，久而久之沉积在血管壁，加重高脂血症的病情。所以，高脂血症患者在治疗的过程中，很关键的一步就是需要先从饮食上进行调整，合理膳食，控制热量，坚持低胆固醇、低糖、低油饮食等，以此来控制住血脂升高的来源。

# 第一，饮食上需要注意的细节

饮食与血脂升高有直接的关系，所以，对于高脂血症患者来说，一定要注意从饮食上调整血脂，调整饮食结构，改变那些不良的饮食习惯，坚持健康饮食。

## 🌡️ 控制食物热量，坚持低热量饮食

对于患有高脂血症的人群，尤其是肥胖型高脂血症人群，需要在饮食上格外注意控制热量的摄入，选择低热量的饮食。因为摄入过多的高热量饮食会导致过剩的热量在体内堆积，给机体造成负担，进而加重高脂血症，甚至诱发糖尿病、痛风、肥胖、高血压等疾病。

那么，如何计算自己每日所需热量呢?

**第一步**：热量值确定的基础是"标准体重"

标准体重（kg）= 身高（cm）-105

**第二步**：明确自己的劳动强度

| 劳动强度 | 每日每千克标准体重所需能量（千卡） |
| --- | --- |
| 休息（卧床） | 25~30 |
| 轻度体力劳动<br>（例如：教师、职员、售票员） | 30~35 |
| 中度体力劳动（例如：学生、司机） | 35~40 |
| 重度体力劳动（例如：农民、工人） | >40 |

注：1千卡=4184焦耳

**第三步**：按照标准体重计算每日需要摄入的热量

热量=标准体重 × 每日每千克标准体重需要热量

**例子**：

王某

**1.标准体重**：165-105=60 千克 （记住：是标准体重而不是实际体重）

**2.劳动强度**：轻度体力劳动时为了更好地控制，虽然标准为30~35千卡／千克体重，但我们最好取30。

**3.热量**：60×30=1800 千卡

王某一天需要的热量是1800千卡。

##  选用低脂肪食物，忌食高脂肪食物

脂肪的摄入量会直接影响血脂水平的高低，所以，高脂血症的患者应选择低脂肪食物，忌食高脂肪食物，以控制血脂的升高，尤其是肥胖型的高脂血症患者更要注意控制高脂肪食物的摄入。

**宜食低脂肪食物**

谷薯类及其制品、豆类及其制品、禽类瘦肉、海鱼类、低脂或脱脂奶等。

**忌食高脂肪食物**

肥肉、猪油、动物肝脏、黄油等。

*Tips:* 减少高脂肪食物摄入的小妙招

1.在制作食物时可用蒸、煮、拌等少油的烹调方法，烹调不用猪油、棕榈油、黄油，选择花生油、芝麻油、大豆油等植物油，且食用植物油应限于25克／天。

2.肉汤类应在冷却后除去上面的脂肪层；禽类先去皮，再制作、食用。

## 多吃低胆固醇食物，远离高胆固醇食物

高脂血症患者应严格限制高胆固醇食物的摄入量，尽量多吃低胆固醇食物。

**建议：**

1.血清胆固醇轻度升高者，饮食中胆固醇摄入量应少于300毫克／天（约等于1个鸡蛋黄中胆固醇的含量）。

2.中度和重度升高者，饮食中胆固醇摄入量应少于200毫克／天。

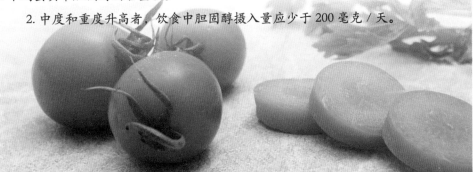

**宜食低胆固醇食物**

谷薯类、蔬菜、豆类及豆制品、水果、鱼肉、禽畜瘦肉等。

**忌食高胆固醇食物**

·动物脑：猪脑、牛脑、羊脑等。
·动物内脏：肝、肠、肺等。
·禽蛋黄：咸鸭蛋黄、鸡蛋黄、鹌鹑蛋黄、松花蛋黄。
·贝类：牡蛎、扇贝、鲍鱼、蛤蜊、螺类等。
·油脂类：奶油、羊油、猪油、牛油等。

## 适当多吃富含不饱和脂肪酸的食物

相对于饱和脂肪酸和反式脂肪酸等坏的脂肪酸，不饱和脂肪酸有助于脂质的代谢和排泄。各种植物油（如玉米油、橄榄油等）、深海鱼类（如金枪鱼、三文鱼等）、还有各种坚果等，都富含各种各样的不饱和脂肪酸，这些食物都可以适量多吃些，但也不要吃太多否则同样会影响血脂。

## 忌食高糖食物

爱吃含糖量高的食物对于高脂血症人群来说有害无利，因为摄入的糖分过多，多余的糖分就会在身体中转化成甘油三酯，进而增加血脂含量，从而加重病情。

**宜良低糖食物**

·蔬菜：苦瓜、洋葱、香菇、南瓜等。
·水果：苹果、草莓、柑橘、橙子、梨等
·肉类：鱼肉、鸡肉等。
·谷物：燕麦、加工熟的大麦等。

**忌食高糖食物**

·纯糖食物及其制品：白糖、红糖、冰糖、麦芽糖、蜂蜜、葡萄糖等。
·高糖食物：果脯、含糖糕点、奶油、冰激凌等。

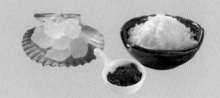

## 🌡️ 多吃富含膳食纤维的食物

膳食纤维可降低胆固醇的吸收，同时可延缓胃内容物的排空，增加饱腹感，防止肥胖，对改善血脂水平有帮助。所以，建议高脂血症患者多选择富含膳食纤维的食物，如玉米、燕麦等粗杂粮，多吃蔬菜和水果。

**建议：** 蔬菜保证每天摄入 400~500 克，水果 200~350 克。

## 🌡️ 主食多样，谷类为主，粗细搭配

高脂血症患者在选择主食的时候尽量要多样化，并减少精米和白面的比例，适当多吃些粗杂粮，比如全麦食品、玉米、小米、高粱等，因为杂粮类富含不易消化的抗性淀粉,有助于减少糖类(最终转化为糖分，过多的糖分就会转化为甘油三酯）的摄入和吸收。

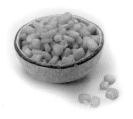

**建议：** 每天摄入谷薯类食物 250~400 克，其中全谷物和杂豆类 50~150 克。薯类也是主食的一部分，每天摄入 50~100 克。

---

*Tips:* **粗粮搭配技巧建议**

粗细粮搭配最简单的做法就是白米饭里面加入粗粮杂豆类，煮成粥或者饭；也可以将白面和杂粮面混合制作面食。一般推荐的粗粮和细粮搭配比例为 1：2 或 1：3。这个比例可以满足粗粮的摄入量，同时避免过于生硬的口感和消化方面的困难。

### 一周杂粮饭搭配

| 米饭类 | 粥类 | 面食 |
|---|---|---|
| 荞麦黑米饭 | 红豆燕麦粥 | 荞麦面条 |
| 黑米糙米饭 | 小米南瓜粥 | 玉米面菜团子 |
| 燕麦小米饭 | 绿豆百合粥 | 紫薯饼 |
| 红豆饭 | 黑豆核桃粥 | 玉米馒头 |
| 糙米饭 | 八宝粥 | 莜麦面条 |
| 藜麦饭 | 南瓜红薯燕麦粥 | 红薯饼 |
| 紫米燕麦饭 | 红豆薏米粥 | 燕麦饼干（自制） |

## 🌡️ 饮食宜低盐清淡

高脂血症人群要减少食盐的摄入，同时尽量不要食用高盐食物，比如腊肉、培根、火腿肠、咸菜等食物，因为里面含有大量的钠离子会让血管越来越硬化，从而升高了血压以及血脂。所以对于高脂血症患者，即使一时很难改变口味，也要逐渐培养低盐、清淡的饮食习惯，同时增加每日的运动量，多喝水，排出一部分钠。

**建议：**食盐的摄入量每天控制在 5 克以下。

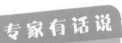

### 警惕隐形高盐食物

| 食品类别 | 具体说明 | 代表食品 |
|---|---|---|
| 调味品 | 日常生活中，我们炒菜时习惯利用各种调味品来增加菜肴的美味。但这些调味品其实都是含盐的大户，让我们在享受美味的同时也摄入了过多的盐。所以建议少放调味品 | 味精、西红柿酱、蚝油、酱油、甜面酱等 |
| 甜品 | 各种各样的甜品深受大家喜欢，虽然味道是甜的，但暗藏高盐，因为其中的制作材料奶酪、黄油、奶油等都含一定的盐或者是制作过程中加入一些含钠离子的辅料，比如起膨松作用的碳酸氢钠、调节酸度的柠檬酸钠等 | 糕点、奶酪、黄油等 |
| 方便食品 | 现代生活节奏越来越快，大家都很喜欢吃各种方便食品，虽然吃起来简单方便，但这些都是高盐食物 | 鸡翅、比萨饼、薯条、香肠、酱货、方便面、挂面、面包等 |
| 腌制品 | 很多人喜欢吃一些腌制食物，而盐是腌制品加工中不可或缺的原料，既能调味，又能防腐，所以，无形中摄入了大量的盐 | 腊肉、腊肠、泡菜、酸菜、咸菜等 |
| 零食 | 不少人爱吃的零食中，基本都含有很多的盐、脂肪，高脂血症患者尽量不要食用 | 辣条、果冻、膨化食品等 |

## 🌡 多饮绿茶

高脂血症患者可以多喝茶，因为茶叶中含有茶多酚、多种维生素和微量元素，特别是绿茶，可以降低胆固醇在动脉壁上沉积，防止动脉粥样硬化。

但是饮茶需要注意的是，不喝浓茶、冷茶、隔夜茶，睡前、空腹不饮茶。

**Tips: 适合高脂血症患者的几款茶饮**

◆**山楂荷叶茶**：防治动脉硬化、高脂血症和冠心病。

◆**橘子皮茶**：适合于痰多的高脂血症患者。

◆**决明子菊花茶**：降血脂、清热。

◆**山楂茶**：减肥降脂。

◆**普洱茶**：调节血液中的胆固醇，降低脂肪的浓度。

### 专家有话说

喝茶有好处，但是也要注意睡前尽量不喝茶，平时喝茶不喝太浓的茶。

睡前过量饮茶，容易导致晚上过于兴奋，睡不着，从而影响第二天的生活状态。

不喝浓茶，是因为浓茶中含有咖啡因较多，会使人体心跳加快，出现心慌、头晕、胸闷、血压升高等情况，增加心脏和肾脏负担。

## 🌡 少喝酒，做好戒酒准备

对于高脂血症人群来说，少饮酒甚至是戒酒才能降低血脂对身体的危害。因为酒精除供给较高的热量外，还使甘油三酯在体内合成增加。因此，对于高甘油三酯血症患者而言饮酒必须限制，最好戒掉。

经常喝酒的高脂血症患者，如果一时不能直接戒酒，可以给自己制定一个戒酒计划，尽量少喝。例如一周内只喝两三次，或者更少，再减少饮酒量，这样逐渐戒酒。

一般少量的饮酒量建议为：

①成年男性一天饮用酒的酒精量不超过 25 克，相当于啤酒 750 毫升，或葡萄酒 250 毫升，或 38 度白酒 75 克，或高度白酒 50 克。

②成年女性一天饮用酒的酒精量不超过 15 克，相当于啤酒 450 毫升，或葡萄酒 150 毫升，或 38 度的白酒 50 克。

**Tips:** 饮酒时纯酒精计算方法

1. 一瓶 500 毫升啤酒，酒精度 4 度，纯酒精含量 20 克。
2. 38 度白酒，100 毫升，纯酒精含量 38 克。
3. 52 度白酒，100 毫升，纯酒精含量 52 克。
4. 干红，酒精度 12 度，200 毫升，纯酒精含量 24 克。

## 坚持少油的烹饪方法

《中国居民膳食指南 2016》中建议，健康人群每人每天摄入食用油 25~30 克，高脂血症患者则需在此基础上进一步减少，以不超过 25 克为宜。烹调油的选择上，忌用猪油、棕榈油、黄油，宜选用花生油、芝麻油、大豆油等植物油。

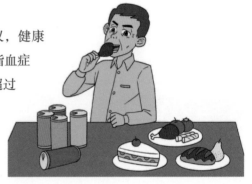

餐桌上的高脂肪食物要少吃

## 饮食细嚼慢咽，不暴饮暴食

对于高脂血症患者来说，健康正确的进食行为也很重要。

建议进食应该细嚼慢咽，因为细嚼慢咽有助于减少食物摄入，促进消化吸收，不至于饮食过量，尤其是对于肥胖型高脂血症人群来说控制体重很重要。

暴饮暴食，不仅让高脂血症患者不能很好地控制饮食，还加重胃肠负担，因为长期的暴饮暴食使胃始终处于饱胀状态，黏膜不易得到修复的机会，胃大量分泌胃液，会破坏胃黏膜，产生胃部炎症，出现消化不良症状，长此以往，还可能发生胃糜烂、胃溃疡等疾病。所以，每餐吃七分饱即可。

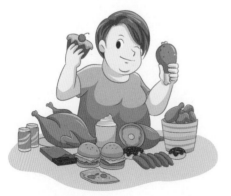

这种暴饮暴食的行为很不利于血脂的控制

# 第二，读懂营养素，清扫血管垃圾

## 🌡 膳食纤维促进血脂代谢

### | 降脂介绍 |

● 膳食纤维能够吸附水分，使粪便湿润柔软，迅速排出体外，缩减胆固醇的吸收时间。

● 膳食纤维有助于减少食物中的胆固醇及甘油三酯的吸收，促进人体中胆固醇代谢，抑制肝脏胆固醇合成，进而全方面改善血脂。

### | 每日摄入量 |

一般成年人每日膳食纤维建议摄取量是 25~35 克。由于膳食纤维含量较大，所以可以同时摄取不同种类的食材。此处的食材类别和克数是建议用量，读者可根据实际情况摄取。

---

**注意啦**

虽然膳食纤维对身体有这么多好处，但是也不能过量摄入，否则会影响人体对一些矿物质和微量元素的吸收和利用。进食富含膳食纤维的食物时，建议细嚼慢咽，可增加饱腹感，减少进食量，延缓葡萄糖的释放。

---

### | 主要食物来源 |

膳食纤维可以分为两类：

1. 可溶性纤维：包括果胶、植物胶等可溶于水的特质，主要存在于水果、藻类、魔芋等食物中。

2. 不可溶性纤维：主要食物来源是粗粮、豆类、蔬菜等。

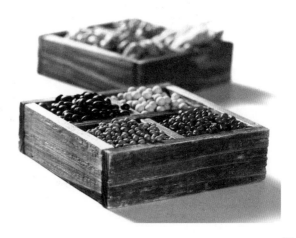

# 维生素C促进胆固醇代谢

| 降脂介绍 |

●维生素 C 能促进胆固醇代谢，提高好胆固醇含量，并促使胆固醇转变为胆酸，从而降低总胆固醇。

●维生素 C 还能防止胆固醇在动脉内壁沉积，并溶解沉积在血管壁内的动脉粥样硬化斑块。

●高浓度的维生素 C 能抑制胆固醇合成酶，干扰胆固醇合成甘油三酯的速率，加速低密度脂蛋白降解，从而降低甘油三酯的含量。

| 每日摄入量 |

中国居民膳食指南的推荐量是 100 毫克。

| 主要食物来源 |

食物中的维生素 C 主要存在于新鲜的蔬菜、水果中，人体不能合成。

●**水果：**橘子、山楂、柠檬、猕猴桃、沙棘等。

●**蔬菜：**绿叶蔬菜、青椒、西红柿等。

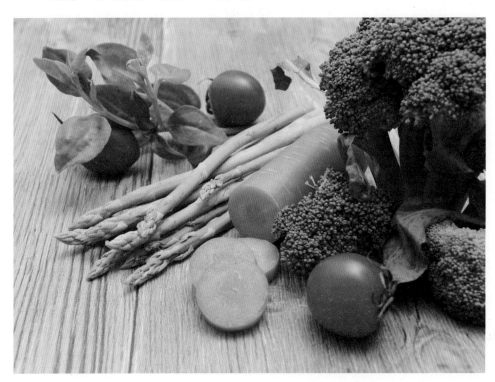

## 维生素E促进脂质分解

| 降脂介绍 |

- 预防胆固醇堵塞血管，清除体内垃圾。
- 降低血液中的低密度脂蛋白的浓度。
- 帮助人体改善血液循环，并抑制人体内脂质过氧化，减少动脉硬化。

| 每日摄入量 |

成年人每日维生素 E 摄入量为 15 毫克左右。

| 主要食物来源 |

**植物油：**葵花子、芝麻、玉米、橄榄、花生等压榨出的植物油。
**蔬菜：**菠菜、莴苣、圆白菜等蔬菜。
**坚果：**杏仁、榛子和胡桃等。
**其他：**乳蛋类、瘦肉类等。

## B族维生素预防血管硬化

| 降脂介绍 |

叶酸、维生素 $B_6$ 和维生素 $B_{12}$ 等，能及时清除蛋白质中过多的代谢产物同型半胱氨酸，而同型半胱氨酸是导致血管硬化的又一因素，比胆固醇的危险还要高出 3 倍之多。

| 每日摄入量 |

| 维生素$B_1$ | 成年人的建议每日摄入量是 1.0~1.5毫克；<br>生病、生活紧张、接受手术时，建议要增加摄入量 |
|---|---|
| 维生素$B_2$ | 成年人建议每日摄入2~4毫克 |
| 维生素$B_6$ | 成年人建议每日摄入1.5~2毫克 |
| 维生素$B_{12}$ | 成年人建议每日摄入12微克 |

| 主要食物来源 |

富含 B 族维生素的食物：绿叶蔬菜、黄瓜、蘑菇、西红柿、香蕉、鱼类、虾等。

# β-胡萝卜素清除氧自由基

**| 降脂介绍 |**

● β-胡萝卜素是一种抗氧化剂,能够帮助修复血管内皮组织,使脂质不易附着,避免斑块及血管病变的产生。

● β-胡萝卜素还能减少低密度脂蛋白生成,促进高密度脂蛋白的增加,从而起到预防和改善动脉粥样硬化的作用,减少心血管疾病的发生和加重概率。

**| 每日摄入量 |**

每日建议摄入量为6毫克。

**| 主要食物来源 |**

深绿色或红(橘)黄色的蔬菜和水果。

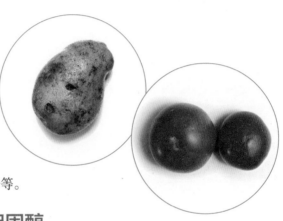

●**蔬菜:**胡萝卜、菠菜、生菜、土豆、西红柿、西蓝花等。

●**水果:**哈密瓜、橙子、橘子等。

# 钙促进消化,减少胆固醇

**| 降脂介绍 |**

●大量研究资料显示,钙可以降低血压,还能帮助降低血液中的胆固醇。每天摄入2200毫克的钙可减少胆固醇6%;其中危害最大的低密度脂蛋白胆固醇减少11%,而有益的高密度脂蛋白胆固醇却保持不变。

●钙还能控制肌肉收缩,促进激素分泌,强化神经系统,减少脂肪堆积。

**| 每日摄入量 |**

建议每天摄入800毫克。

---

**· 注意啦 ·**

在补钙的时候,要避免摄入含草酸、磷酸、脂肪酸等物质的食物,以免影响钙吸收。

---

- **牛奶及其制品：**酸奶、奶酪等。
- **黄豆及其制品：**豆腐、豆腐丝、豆浆等。
- **蔬菜：**油菜、菜心、小白菜、西蓝花等。
- **其他：**贝类、鱼类等。

## 🌡 镁减少血液中胆固醇的含量

| 降脂介绍 |

- 镁对心血管系统有很好的保护作用，可以减少血液中胆固醇的含量，防止动脉硬化，同时还能扩张冠状动脉，增加心肌供血量。
- 镁能在供血骤然受阻时保护心脏免受伤害，从而预防心脏病及降低心脏病突发死亡率。
- 镁可降低代谢不良引发的脂肪囤积以及代谢综合征的发生，减轻药物或环境中的有害物质对血管的伤害，提高心血管的免疫力。

| 每日摄入量 |

每日建议摄取量在 320~360 毫克。

| 主要食物来源 |

绿叶蔬菜中的叶绿素含镁，是镁的丰富来源，颜色越绿，含镁越多，如菠菜、小白菜等。

此外，粗粮、坚果、黄豆和海产品也是镁的良好来源。

## 🌡 锌提升脂肪代谢

| 降脂介绍 |

- 人体体内脂肪代谢，需要锌元素的帮忙。锌对酶的合成以及对身体内分泌、生长的促进，都是有益于血脂代谢的基础。
- 一旦人体缺少了锌元素就容易让脂质代谢产生障碍，降低体内高密度脂蛋白这种好的胆固醇含量，从而使坏胆固醇清除困难。

每人每天 12~15 毫克。

| 主要食物来源 |

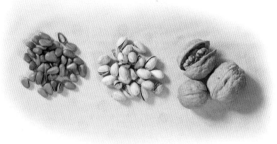

●**动物性食物：**牡蛎、扇贝、牛肉、河虾等。

●**坚果类：**核桃、杏仁、栗子、松子等。

## 钾维护良好的血管环境

| 降脂介绍 |

钾能充当神经传导物质，抑制肌肉收缩，调节心跳，降低血压，预防血管受损硬化，从而维持良好的血管环境，减少脂质附着的机会。

| 每日摄入量 |

每日建议摄入量为 2000 毫克。

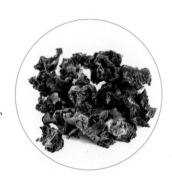

| 主要食物来源 |

牛肉、鱼肉、贝类、花生、黑木耳、黄豆、西红柿、豌豆等都是食物中钾的优质来源。

---
**· 注意啦 ·**

高脂血症患者可以选择将主食的一部分换成薯类和豆类，并多吃果蔬，对改善血脂有好处。

---

## 硒有超强抗氧化能力

| 降脂介绍 |

●硒拥有强大的抗氧化功能，可调节体内胆固醇及甘油三酯，降低血液黏度，预防心血管病的发生。

●硒在细胞质中破坏过氧化物，保护动脉血管壁上细胞膜的完整，阻止动脉粥样硬化，预防心肌梗死。

每人每日摄入量 0.1~0.2 毫克

硒主要存在于天然食物中，瘦肉、海鲜以及植物种子中含硒最丰富，如鸡肉、猪瘦肉、羊瘦肉、牛瘦肉、深海鱼、虾、贝类、芝麻等。

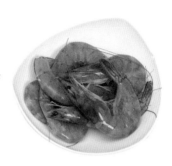

## ⬤ 铜保护血管弹性

| 降脂介绍 |

●铜是胆固醇和糖代谢酶的重要组成成分，能够降低血液中甘油三酯及胆固醇的浓度，保持血管弹性。

●发挥抗氧化作用，避免血管破损，造成胆固醇附着。

| 每日摄入量 |

每日建议摄入量 0.9 毫克。

| 主要食物来源 |

铜广泛存在于各种食物中，牡蛎、贝类食物以及坚果类是铜的良好来源。

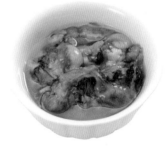

## ⬤ 烟酸促进脂蛋白代谢

| 降脂介绍 |

烟酸是体内多种激素合成的重要物质，而这些激素有助于促进脂蛋白的代谢，减少低密度脂蛋白和甘油三酯的同时增加高密度脂蛋白。

| 每日摄入量 |

每日建议摄入量 10~15 毫克。

| 主要食物来源 |

烟酸广泛存在于动、植物中，良好的食物来源为瘦肉、全谷物、豆类等，乳类、绿叶蔬菜中也含有部分烟酸。

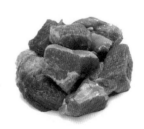

## 必需脂肪酸促进脂肪分解消耗

| 降脂介绍 |

- ●必需脂肪酸是指人体内不能自行合成，必须从食物中获得的脂肪酸。
- ●能够防止动脉中胆固醇的沉积，辅助治疗心脏病，促进脂肪分解消耗。
- ●预防脂肪蓄积，减少患高脂血症的概率。

| 每日摄入量 |

在摄取的全部热量中，至少应该有 1% 的必需脂肪酸。

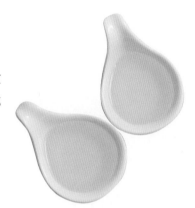

| 主要食物来源 |

坚果、新鲜肉类、植物油（玉米油、橄榄油、葵花籽油、大豆油、花生油）、大部分鱼类等。

## 卵磷脂是血管的"清道夫"

| 降脂介绍 |

- ●卵磷脂被公认为"血管的清道夫"，它是"好"胆固醇的重要成分，有助于调节血脂，将血管壁"清理"干净，有助于预防血管硬化。
- ●卵磷脂所含的胆碱、亚麻油酸及肌醇等物质，能够帮助化解脂肪，大颗粒的脂肪变小，并增加其流动性和渗透性，从而减少动脉硬化的发生率。

| 每日摄入量 |

每天摄入量为 800~1000 毫克。每天吃一两个鸡蛋就可获取充足的卵磷脂。

| 主要食物来源 |

鸡蛋、黄豆和豆类制品中均含有丰富的卵磷脂。

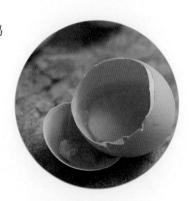

## 🌡️ 花青素促进血液循环

### | 降脂介绍 |

花青素是一种强有力的抗氧化剂，不仅能保护人体免受自由基伤害，还可降低血液中胆固醇水平，促进血液循环，保护血管。

### | 每日摄入量 |

每天摄入量为 160~200 毫克。

### | 主要食物来源 |

一般来说，食物的颜色越深，花青素含量越高，抗氧化效果越强。例如：紫甘蓝、蓝莓、葡萄、紫薯、茄子等紫色食物中均富含花青素。

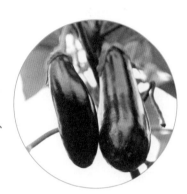

## 🌡️ 纤维醇促进脂肪代谢

### | 降脂介绍 |

纤维醇能够降低人体内胆固醇的含量，促进肝和其他组织中的脂肪代谢，防止脂肪在肝内积聚。适用于经常喝大量咖啡的人，也是湿疹、脂肪肝、高胆固醇血症患者的理想营养素。

### | 每日摄入量 |

纤维醇的日摄入量目前没有统一的标准。

### | 主要食物来源 |

酵母、青豆、香瓜、柚子、葡萄干、小麦胚芽、花生、圆白菜等。

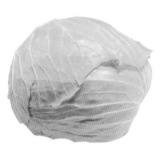

# 第三，吃对食物选对食谱，轻松降血脂

## 🌡 五谷豆类

## 🥄 玉米降低胆固醇浓度

### ○ 降脂解密 ○

玉米中所含的脂肪主要是不饱和脂肪酸，其中 50% 以上是亚油酸，还含有谷甾醇、卵磷脂等，可以较好地降低人体血清中的胆固醇含量，能帮助预防高脂血症。

### ○ 营养成分 ○

| 营养成分每100克含量 | 糖类 | 蛋白质 | 脂肪 | 膳食纤维 | 热量 |
|---|---|---|---|---|---|
| | 74.8克 | 29克 | 16.6克 | 6.9克 | 106千卡 |

### ○ 降脂吃法 ○

玉米（新鲜）煮着吃、蒸着吃，玉米面煮粥。

### ○ 最佳降脂组合 ○

玉米 + 胡萝卜：补充多种维生素。

玉米 + 南瓜：双降脂食材，降脂效果更佳。

### ○ 食疗菜谱 ○

关键词：少油、降脂、开胃、营养不流失。

# 玉米双瓜汤

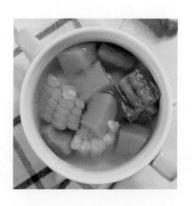

**材料** 苦瓜、玉米各半个，南瓜 150 克，盐适量。

**做法**

❶ 将所有材料洗净，玉米切断，苦瓜和南瓜分别切成块。

❷ 将处理好的材料放入锅中，加入适量的清水，煮至材料软烂，用盐调味即可。

# 玉米糁枸杞粥

**材料** 玉米糁 200 克，枸杞子 20 克。

**做法**

❶ 锅中加入适量清水，烧热后慢慢调入玉米糁。

❷ 煮至粥黏稠时，放入枸杞子，继续煮 5 分钟即可。

营养有道

此粥富含膳食纤维和不饱和脂肪酸，适合高脂血症患者食用。

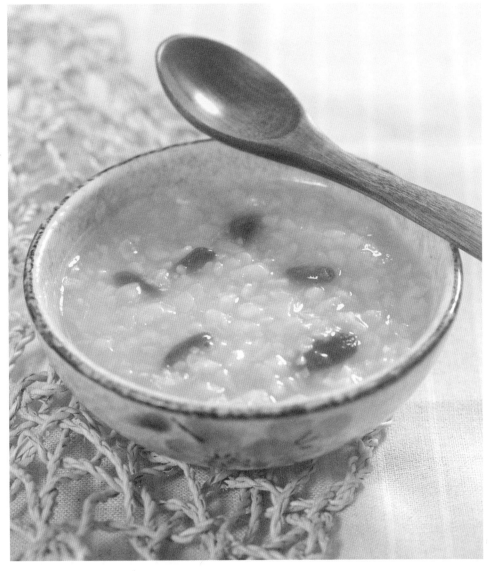

## 燕麦降低血清胆固醇

◦ 降脂解密 ◦

1.燕麦中的亚油酸对降低血清胆固醇、甘油三酯的浓度有帮助。

2.燕麦中的膳食纤维对减少胆固醇吸收,降低血清胆固醇浓度都有帮助。

◦ 营养成分 ◦

| 营养成分<br>每100克含量 | 糖类 | 蛋白质 | 脂肪 | 膳食纤维 | 热量 |
|---|---|---|---|---|---|
| | 61.6克 | 15克 | 16.6克 | 6.5克 | 367千卡 |

◦ 降脂吃法 ◦

　　燕麦是一种可以让人易饱且能量持久的食物,对于高脂血症患者来说,用燕麦来做主食、面食、粥都是不错的选择。但是注意,燕麦一次不宜吃过多,否则容易引起胃胀。

◦ 最佳降脂组合 ◦

燕麦 + 牛奶:促进身体营养吸收。

燕麦 + 山药:降低胆固醇。

燕麦 + 南瓜:润肠通便,降血脂。

◦ 食疗菜谱 ◦

关键词:增强饱腹感、促进胃肠蠕动、降血脂。

# 燕麦南瓜粥

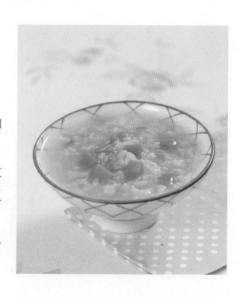

**材料** 燕麦 100 克,大米、南瓜各 50 克。

**做法**

❶ 将燕麦洗净,加水浸泡 2 个小时;大米淘洗干净。

❷ 把浸泡过的燕麦放入锅内,大火煮沸后改小火煮 30 分钟,加入大米,煮沸后改小火煮 1 个小时。

❸ 南瓜切成丁,倒入粥中,中小火煮 20 分钟即可。

# 燕麦粥

**材料** 燕麦100克，粳米50克。

**做法**

❶ 将燕麦洗净，加水提前浸泡2小时；粳米淘洗干净。

❷ 将泡好的燕麦放入锅中，加水煮30分钟，再放入粳米，继续煮1小时。

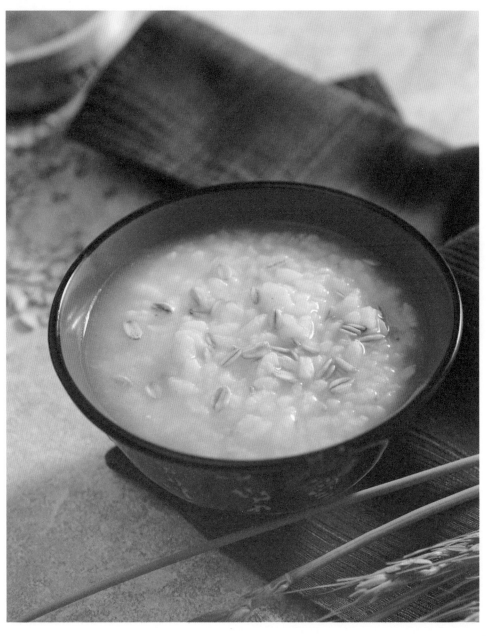

## 🌿 荞麦降低胆固醇，保护血管

◦ 降脂解密 ◦

1.荞麦中含有的黄酮类化合物，如芦丁可保护血管，促进细胞增生和防止血细胞的凝集，还有降血脂等作用。

2.荞麦中所含的维生素具有降低人体血脂和胆固醇的作用。

◦ 营养成分 ◦

| 营养成分<br>每100克含量 | 糖类 | 蛋白质 | 脂肪 | 膳食纤维 | 热量 |
|---|---|---|---|---|---|
| | 59.7克 | 9.5克 | 1.7克 | 13.3克 | 292千卡 |

◦ 降脂吃法 ◦

常用来做荞麦饭、荞麦粥和荞麦片。

◦ 最佳降脂组合 ◦

荞麦 + 粳米：粗细粮搭配，营养均衡。

荞麦 + 酸奶：降低胆固醇。

◦ 食疗菜谱 ◦

关键词：降低胆固醇、减肥。

# 五谷杂粮饭

材料 黑糯米、红薏米、荞麦、燕麦、糙米、红豆、绿豆、黑豆、山药、大米、红枣各10克。

做法 将全部食材洗净，热水浸泡2~3个小时，放入电饭煲内，加适量水煮熟食用。

**营养有道**

这道杂粮饭富含膳食纤维、维生素、花青素等多种营养物质，适合高脂血症人群食用。

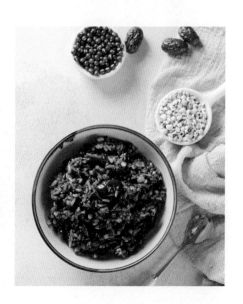

# 荞麦米糊

**材料** 荞麦、粳米各 50 克，核桃仁、花生各 10 克。

**做法**

❶ 粳米洗净，用清水浸泡 2 小时；荞麦洗净，用清水浸泡 6~8 小时；核桃仁、花生米洗净备用。

❷ 将粳米、荞麦、核桃仁、花生全部倒入豆浆机中，加水，按下"米糊"键，打熟即可。

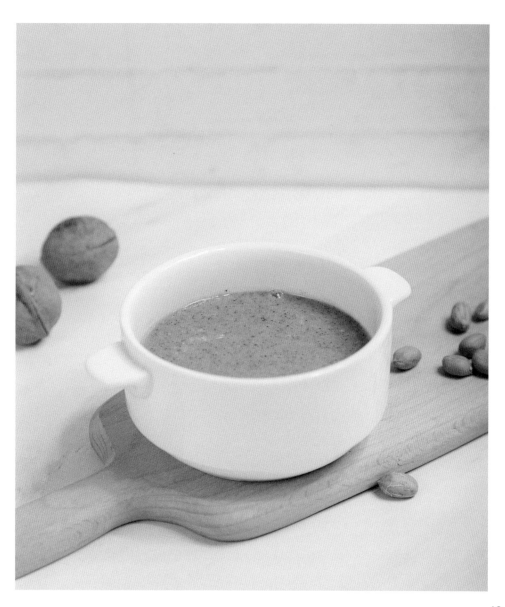

## 🖐 黑米预防心脑血管疾病

1.黑米中含有的花青素类化合物，能够减少胆固醇的合成，从而降低总胆固醇及甘油三酯，起到预防心脑血管疾病的作用。

2.黑米皮色素还具有很强的抗氧化活性和清除自由基的能力，经常食用具有舒缓疲劳的好处。

● 营养成分 ●

| 营养成分<br>每100克含量 | 糖类 | 蛋白质 | 脂肪 | 膳食纤维 | 热量 |
|---|---|---|---|---|---|
| | 68.3克 | 9.4克 | 2.5克 | 3.9克 | 333千卡 |

● 降脂吃法 ●

黑米可以蒸米饭食用，通过蒸熟可以提升其抗氧化作用。

● 最佳降脂组合 ●

黑米＋牛奶：保护肠胃，补充体力。

黑米＋红枣：清除自由基。

黑米＋黄豆：抗氧化，降血脂。

● 食疗菜谱 ●

关键词：抗氧化、防止胆固醇沉积。

# 红枣黑米红豆粥

**材料** 黑米150克，红豆30克，红枣6颗。

**做法**

❶把红豆、黑米洗净，放进砂锅里，加水没过食材，浸泡2小时。

❷红枣去核，洗净。

❸把红枣放进装有红豆、黑米的锅里，再加一些水，大火煮沸后转小火熬2个小时左右即可。

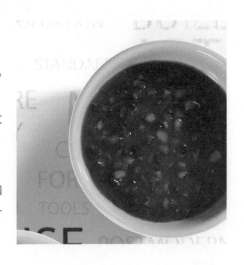

# 黑米紫米粥

**材料** 黑米、紫米各 25 克。

**做法**

❶ 黑米、紫米淘洗干净，用清水浸泡 3 小时，捞起沥干水分。

❷ 锅中加入约 1500 毫升冷水，将二米放入，先用大火烧沸，再改用小火熬煮 1 小时。

❸ 待粥浓稠时，再稍煮片刻，即可盛起食用。

营养有道

　　米粥清香油亮，软糯适口，营养丰富。

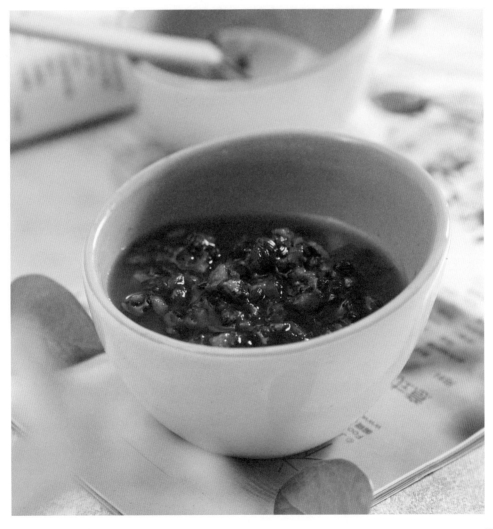

## 🖐 薏米降低血液中的胆固醇含量

### ◦ 降脂解密 ◦

1.薏米含有丰富的水溶性膳食纤维，可吸附胆汁中的胆盐，而胆盐是利用肝脏内的胆固醇制造，利于胆固醇自肝脏排出，从而降低血液中的胆固醇含量。

2.薏米中还含有亚油酸和维生素 E，二者相互作用，对降低血液中的胆固醇浓度也有帮助。

### ◦ 营养成分 ◦

| 营养成分<br>每100克含量 | 糖类 | 蛋白质 | 脂肪 | 膳食纤维 | 热量 |
|---|---|---|---|---|---|
| | 69克 | 13克 | 3克 | 2克 | 357千卡 |

### ◦ 降脂吃法 ◦

薏米的食用方法很多，最常用的方法是煮粥。由于单一食用薏米口感一般，所以可以考虑搭配降血脂的红薯或者燕麦等食物一起煮粥，味道更佳。

### ◦ 最佳降脂组合 ◦

薏米＋山药：降脂。

薏米＋南瓜：促进胆固醇排出。

### ◦ 食疗菜谱 ◦

关键词：降低胆固醇。

# 薏米粥

**材料** 薏米 50 克，小米 20 克。

**做法**

❶ 将薏米、小米洗净，用清水浸泡 2~3 小时。

❷ 将泡好的薏米、小米连泡米水一起放入锅中，大火煮沸后，用小火煮成稀粥即可。

**烹饪妙招**

薏米比较难煮熟，所以建议提前用水浸泡，再进行煮粥。

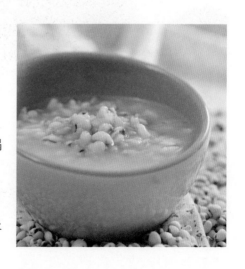

# 黄芪薏米粥

**材料** 粳米 100 克，黄芪、薏米各 30 克。

**做法**

❶ 将黄芪洗净，切片；粳米、薏米淘洗干净，薏米浸泡 2~3 小时。

❷ 将三者一起放入锅内，加入适量水，大火烧沸后转小火煮 40 分钟即可。

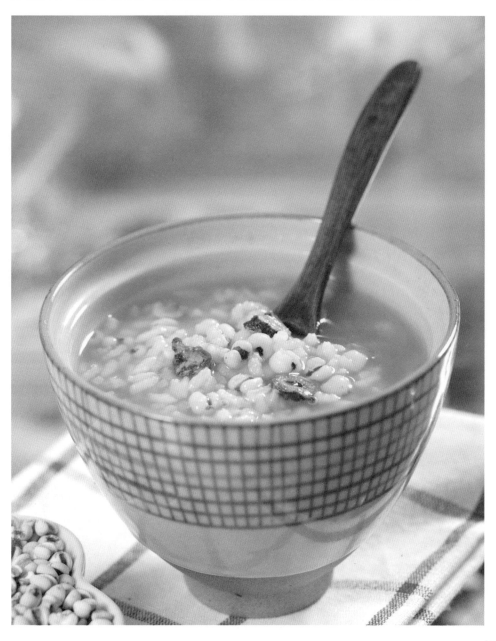

## 🩺 黑豆软化血管，抗氧化

### ○ 降脂解密 ○

1.黑豆中富含花青素、花色苷、黄酮等物质，而这些成分恰恰具有一定的抗氧化性，降血脂的效果很好。

2.黑豆中的不饱和脂肪酸含量高，对降低胆固醇、软化血管、防止动脉硬化有好处。

### ○ 营养成分 ○

| 营养成分<br>每100克含量 | 糖类 | 蛋白质 | 脂肪 | 膳食纤维 | 热量 |
|---|---|---|---|---|---|
| | 23克 | 36克 | 16克 | 10克 | 381千卡 |

### ○ 降脂吃法 ○

黑豆煮着吃、打豆浆都是不错的选择，营养更容易被吸收。

### ○ 最佳降脂组合 ○

黑豆＋谷类：补充营养。

黑豆＋红枣：抗氧化。

黑豆＋鲤鱼：软化血管。

### ○ 食疗菜谱 ○

关键词：避免胆固醇堆积、降脂。

# 五谷枸杞黑豆豆浆

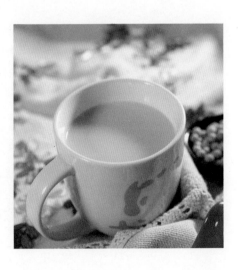

【材料】五谷杂粮、黑豆各100克，枸杞子少许。

【做法】

❶将五谷杂粮及黑豆洗净，浸泡2~3小时；枸杞子洗净。

❷将食材一起放入豆浆机中，加入清水，启动机器，打成豆浆即可。

# 黑豆山楂枸杞饮

**材料** 黑豆 50 克，山楂、枸杞子各 30 克。

**做法**

❶ 将黑豆、山楂、枸杞子分别洗净，一起放入锅中，加入适量清水浸泡 1 小时。

❷ 泡好后，用大火煮开，转小火慢熬至黑豆熟烂即可。

**营养有道**

此方可降血脂，降低血液中胆固醇的含量，高脂血症患者可经常食用。

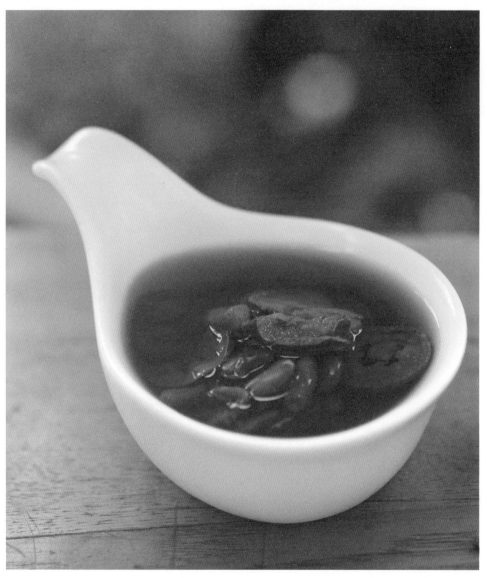

## 红豆——低脂的营养"豆"

◦ 降脂解密 ◦

红豆不仅口感很好，而且富含膳食纤维，对降低血脂有作用。

◦ 营养成分 ◦

| 营养成分<br>每100克含量 | 糖类 | 蛋白质 | 脂肪 | 膳食纤维 | 热量 |
|---|---|---|---|---|---|
| | 69克 | 13克 | 3克 | 2克 | 309千卡 |

◦ 降脂吃法 ◦

煮粥、蒸饭、打豆浆。

◦ 最佳降脂组合 ◦

红豆＋绿豆：降脂。

红豆＋薏米：降脂，减肥。

◦ 食疗菜谱 ◦

关键词：高蛋白、低脂肪。

# 薏米红豆粥

**材料** 薏米、红豆各30克，粳米50克。

**做法**

将上述食材洗净，放入锅内，加水煮粥即可。

**营养有道**

薏米红豆粥具有良好的降脂减肥功效，且又不伤身体，尤其是对中老年高脂血症和肥胖者，效果尤其好。

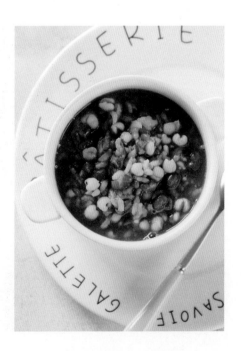

# 红绿豆汤

**材料** 红豆、绿豆各 50 克，粳米 100 克。

**做法**

❶ 将红豆、绿豆分别洗净，沥干水分，倒入锅内，加入适量清水，没过豆子即可。

❷ 大火煮开后改用中火，加入粳米继续煮约 20 分钟，待食材软烂即可。

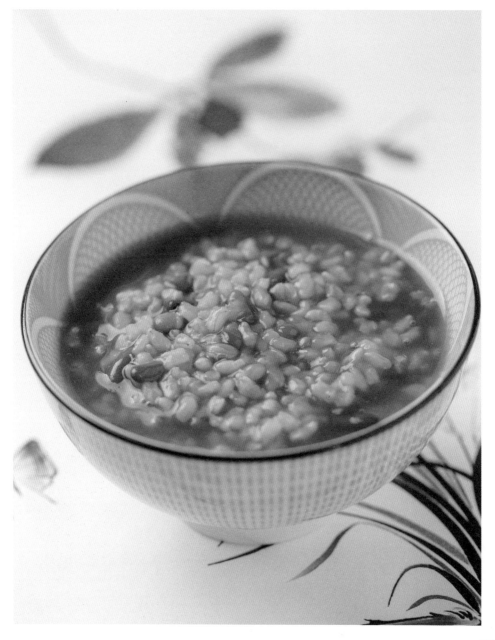

## 绿豆降低胆固醇水平

○ 降脂解密 ○

1. 绿豆中富含维生素 C，可以促进胆固醇代谢，防止其在动脉内壁沉积。

2. 绿豆芽中的膳食纤维能帮助清除体内垃圾，还可以与食物中的胆固醇相结合，将其转化为胆酸排出体外，从而降低胆固醇水平。

○ 营养成分 ○

| 营养成分<br>每100克含量 | 糖类 | 蛋白质 | 脂肪 | 膳食纤维 | 热量 |
|---|---|---|---|---|---|
| | 56克 | 22克 | 1克 | 6克 | 316千卡 |

○ 降脂吃法 ○

煮粥、打豆浆，或者煲汤都是不错的选择。

○ 最佳降脂组合 ○

绿豆 + 百合：安神降脂。

○ 食疗菜谱 ○

关键词：清除体内垃圾、降血脂。

# 绿豆粥

材料 绿豆 100 克，大米 50 克。

做法

❶ 绿豆、大米分别洗净，放入锅中。

❷ 加入足量的清水，大火煮沸后转小火煮成粥即可。

**营养有道**

绿豆粥是人们夏季常喝的解暑佳品，而且绿豆中含有的植物甾醇可通过减少肠道对胆固醇的吸收，进而起到降低血清胆固醇含量的作用，特别适合高脂血症患者食用。

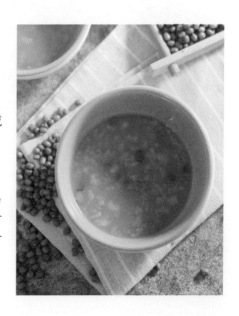

# 绿豆菊花饮

**材料** 绿豆 60 克，白菊花 10 克。

**做法**

❶ 将绿豆洗净，放入清水中浸泡至软。

❷ 白菊花洗净，与泡好的绿豆一起放入锅中，加入适量清水，大火煮沸后转小火煮至绿豆熟烂即可。

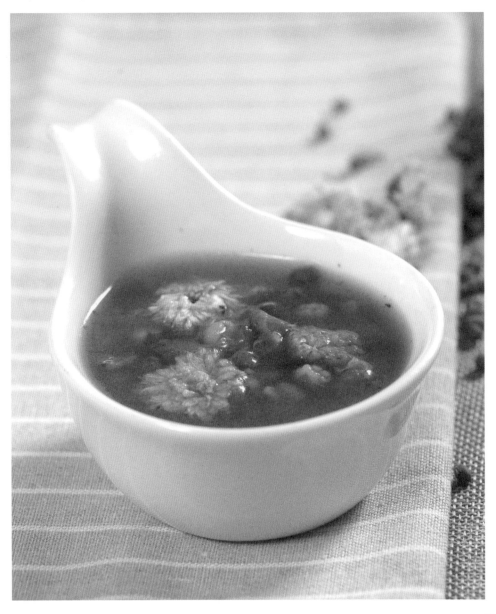

## 🍲 黄豆阻止胆固醇吸收

　　黄豆中含有很多不饱和脂肪酸，容易被人体消化吸收，而且可以阻止胆固醇的吸收。所以黄豆对于高脂血症并发动脉硬化的患者来说，是一种理想的食物。

◦ 营养成分 ◦

| 营养成分<br>每100克含量 | 糖类 | 蛋白质 | 脂肪 | 膳食纤维 | 热量 |
|---|---|---|---|---|---|
| | 19克 | 35克 | 16克 | 16克 | 359千卡 |

◦ 降脂吃法 ◦

黄豆泡发炒着吃、打豆浆都是不错的食用方法。

◦ 最佳降脂组合 ◦

黄豆 + 胡萝卜：降脂减肥。

黄豆 + 小米：降脂。

黄豆 + 玉米：促进肠壁蠕动。

◦ 食疗菜谱 ◦

关键词：降脂、补充营养。

# 黄豆排骨汤

**材料** 黄豆 100 克，猪小排 500 克，姜片、盐各适量。

**做法**

❶ 黄豆洗净后浸泡 1 小时。

❷ 猪小排洗净，焯水，然后与黄豆、姜片一起煲汤，煲 2~3 小时，最后加盐调味即可。

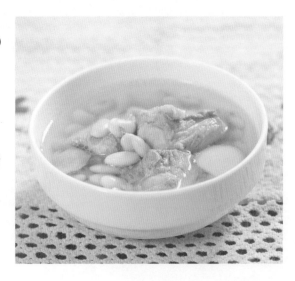

# 黄豆黑豆薏米豆浆

【材料】黄豆、黑豆、薏米各小半杯，枸杞子1小把（10~20粒）。

【做法】

把泡好的黄豆、黑豆、薏米和枸杞子一起放入豆浆机中，加入适量水，按下豆浆键，打成豆浆就可以了。

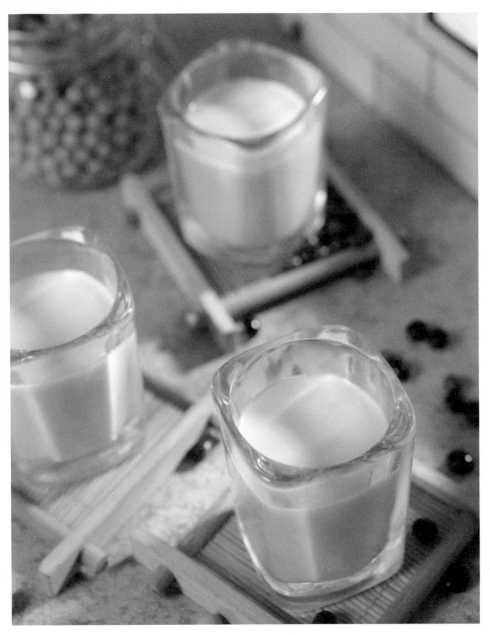

## 🍴 红薯保护人体心血管壁弹性

红薯中含有大量黏液蛋白、黏液多糖等，它们能保持人体心血管壁的弹性，防止动脉粥样硬化的发生。

○ 营养成分 ○

| 营养成分<br>每100克含量 | 糖类 | 蛋白质 | 脂肪 | 膳食纤维 | 热量 |
|---|---|---|---|---|---|
| | 23克 | 1克 | 0克 | 2克 | 61千卡 |

○ 降脂吃法 ○

蒸着吃、煮粥，尽量不去掉红薯皮，因为红薯皮营养更丰富，膳食纤维更多。

○ 最佳降脂组合 ○

红薯 + 小米：帮助消化。

红薯 + 山药：促进胃肠蠕动，降血脂。

○ 食疗菜谱 ○

关键词：降脂、促消化。

# 小米红薯粥

**材料** 红薯 100 克，小米 30 克。

**做法**

❶ 小米洗净；红薯洗净，切成方块状。

❷ 将小米和红薯块一起放入锅中，加入适量清水，大火煮开。

❸ 转小火煮 1 小时，煮到红薯软烂时即可。

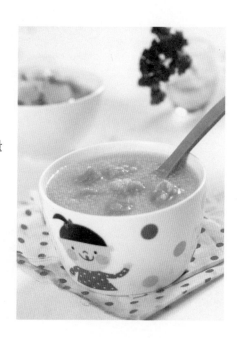

# 红薯燕麦粥

材料 红薯 300 克，燕麦 100 克，大米 25 克。

**做法**

❶ 红薯洗净，切块；大米洗净；燕麦用清水浸泡半小时，备用。

❷ 锅内加入适量清水，放入大米，大火煮开，转小火继续煮，煮到大米软烂，倒入燕麦，搅拌匀后，盖上盖继续煮。

❸ 锅内的粥再次煮开，倒入红薯块，煮熟即可。

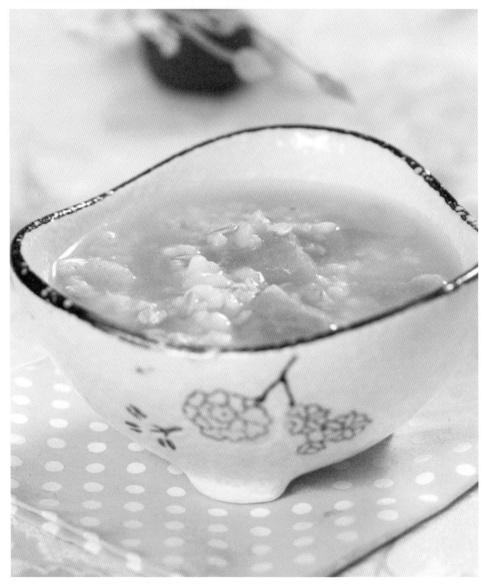

# 蔬菜类

## 白菜加快胆固醇代谢

白菜中含有丰富的膳食纤维，能阻止胆固醇在血管壁上沉积。另外，白菜中的维生素还可加速脂肪分解，且热量低，对高脂血症患者有益。

| 营养成分<br>每100克含量 | 糖类 | 蛋白质 | 脂肪 | 膳食纤维 | 热量 |
|---|---|---|---|---|---|
| | 69克 | 13克 | 3克 | 2克 | 17千卡 |

炒菜、凉拌、做馅料。

白菜 + 豆腐：降低胆固醇，补充营养。

白菜 + 陈醋：软化、扩张血管。

关键词：降脂减肥。

# 黑木耳白菜汤

**材料** 水发黑木耳 100 克，白菜 250 克，虾皮 10 克，水发海带 20 克，盐 3 克，葱丝、姜片各 5 克，植物油适量。

**做法**

❶ 将水发黑木耳洗净，撕成小朵；白菜、水发海带分别洗净，切片。

❷ 热锅，倒入油烧热，用姜片、葱丝、虾皮爆锅，放入白菜片、黑木耳煸炒一下，加入海带片，倒入适量清水，大火煮沸 5 分钟左右，放入盐调味即可。

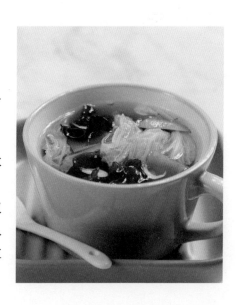

# 醋溜白菜

**材料** 白菜 200 克，葱花、姜丝、花椒、盐、酱油、植物油各适量，醋 1 大匙。

**做法**

❶ 白菜洗净，切块。

❷ 油锅烧热，放入葱花、姜丝、花椒爆香，放入白菜块煸炒，将熟时放入酱油、醋继续翻炒，最后加盐调味即可。

营养有道

减肥降脂。适合高脂血症、动脉硬化、冠心病患者食用。

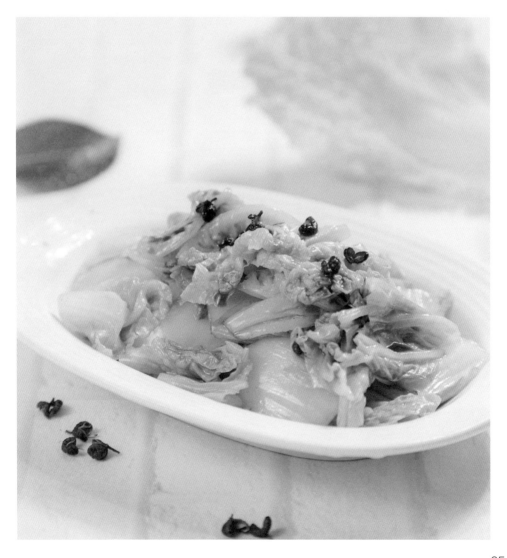

# 🍲 西红柿是蔬菜中的降脂明星

◦ 降脂解密 ◦

1. 西红柿中含有的番茄红素具有很强的抗氧化作用，可以帮助降低血脂，有效预防和减轻心血管疾病。

2. 西红柿中含有维生素 C、芦丁及果酸，可降低胆固醇，预防动脉粥样硬化及冠心病。

◦ 营养成分 ◦

| 营养成分<br>每100克含量 | 糖类 | 蛋白质 | 脂肪 | 膳食纤维 | 热量 |
|---|---|---|---|---|---|
| | 69克 | 13克 | 3克 | 2克 | 17千卡 |

◦ 降脂吃法 ◦

做汤、炒着食用。

◦ 最佳降脂组合 ◦

西红柿＋柚子：低热低糖，是高脂血症伴糖尿病患者的理想食品。

西红柿＋苹果：降低热量，促进胃肠蠕动。

西红柿＋芹菜：降低血压、血脂。

◦ 食疗菜谱 ◦

关键词：低热量。

# 西红柿炒菜花

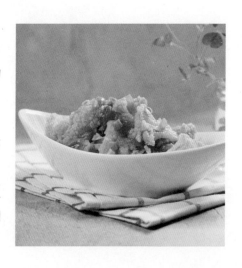

**材料** 菜花 200 克，西红柿 100 克，植物油适量，葱花、盐各少许。

**做法**

❶菜花洗净，切成小朵；西红柿洗净，去蒂后切块。

❷油锅烧热，放入葱花爆香，然后倒入西红柿块，煸炒几下放入菜花，炒熟后放入盐调味即成。

# 西红柿鲜蔬饭

**材料** 西红柿1个，青豆、蟹味菇、鲜香菇、荸荠、洋葱碎、青椒丁、红椒丁各50克，胡萝卜20克，小米30克，盐、橄榄油各适量。

**做法**

❶ 西红柿洗净，横着切一刀，把西红柿里掏空，西红柿心待用，西红柿壳放烤箱烤熟，也待用。

❷ 青豆、胡萝卜、荸荠分别洗净，切丁，与蟹味菇、鲜香菇一起过水烫一下，沥干水分，待用。

❸ 小米放入蒸锅蒸熟，然后用洋葱碎、盐炒香后，装盘。

❹ 锅内放橄榄油，炒香青豆、胡萝卜丁、荸荠丁，把西红柿心倒进去翻炒均匀后，加入青红椒丁、蟹味菇、鲜香菇、盐搅拌均匀，装进西红柿壳内即成。

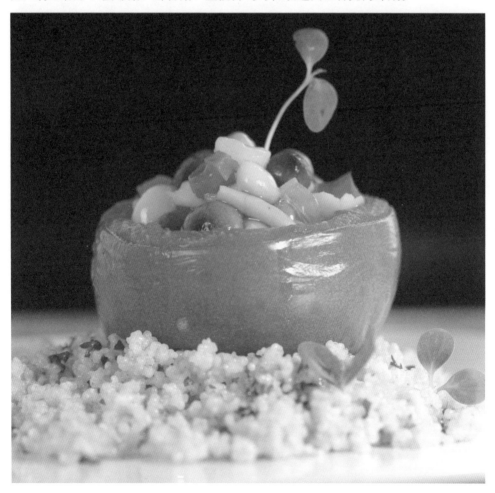

## ♨ 黄瓜调整脂质代谢

◦ 降脂解密 ◦

黄瓜一直都是降血脂的首选，它不仅含有大量的维生素C和膳食纤维，还含有一种叫作丙醇二酸的物质，可以抑制糖类转化为脂肪，从而起到减肥和调整脂质代谢的作用。

◦ 营养成分 ◦

| 营养成分<br>每100克含量 | 糖类 | 蛋白质 | 脂肪 | 膳食纤维 | 热量 |
|---|---|---|---|---|---|
| | 3.9克 | 0.8克 | 0.1克 | 1.4克 | 15千卡 |

◦ 降脂吃法 ◦

吃黄瓜时建议连皮一起食用，因为黄瓜皮中富含维生素C。

◦ 最佳降脂组合 ◦

黄瓜+豆腐：降脂减肥。
黄瓜+鲤鱼：降低胆固醇。

◦ 食疗菜谱 ◦

关键词：降低胆固醇。

# 黄瓜绿豆粥

**材料** 粳米50克，绿豆30克，黄瓜1根，盐2克。

**做法**

❶ 将绿豆、粳米分别洗净，绿豆浸泡1小时左右；黄瓜洗净，去蒂，切丁。

❷ 将绿豆与适量清水一起倒入锅内，大火煮沸后改用小火煮至粥将成时，倒入粳米，煮至熟烂，放入黄瓜丁，撒盐调味即可。

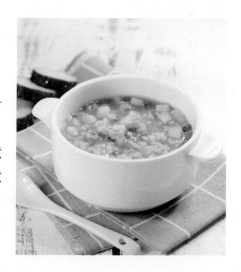

# 黄瓜腰果鸡丁

**材料** 鸡胸肉 400 克，黄瓜 1 根，青椒、红椒各 1 个，熟腰果适量，鸡蛋 1 个，葱 1 段，植物油、料酒、盐、淀粉各适量。

**做法**

❶ 鸡胸肉洗净，切丁，放适量盐、料酒、打散的鸡蛋和淀粉拌匀，腌制 10 分钟。

❷ 黄瓜、青椒、红椒分别洗净，切丁；葱洗净，切成葱花。

❸ 油锅烧温，放入鸡丁炸至金黄，捞出沥油。

❹ 油锅烧热，放入葱花，下入青椒丁、红椒丁、黄瓜丁，炒匀；再放入鸡丁炒匀；放入腰果，炒匀即可。

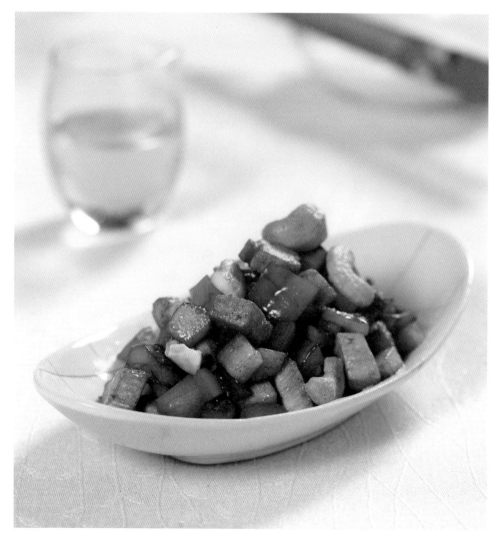

## 🩺 冬瓜降脂减肥

### ○ 降脂解密 ○

冬瓜中含有的膳食纤维和丙醇二酸能抑制糖转化为脂肪，防止人体内脂肪的堆积，有减肥降脂的功效。

### ○ 营养成分 ○

| 营养成分<br>每100克含量 | 糖类 | 蛋白质 | 脂肪 | 膳食纤维 | 热量 |
|---|---|---|---|---|---|
| | 2.6克 | 0.4克 | 0.2克 | 0.7克 | 11千卡 |

### ○ 降脂吃法 ○

搭配肉、青菜、鸡蛋等食材做汤喝，或者炒食。

### ○ 最佳降脂组合 ○

冬瓜＋海带：降脂降压。
冬瓜＋蘑菇：降脂减肥。

### ○ 食疗菜谱 ○

关键词：降脂减肥。

# 鲜蘑焖冬瓜

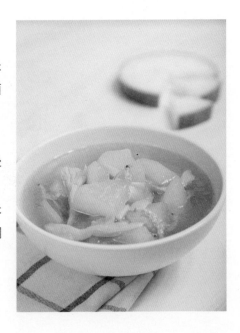

**材料** 鲜蘑菇150克，冬瓜350克，虾米10克，姜、葱、盐、香油、植物油、料酒各适量。

**做法**

❶冬瓜去皮切块，鲜蘑菇洗净切片，虾米浸透，姜去皮切片，葱切成小段。

❷油锅烧至六成热时放入姜片、葱段、虾米爆香，调入料酒，放入冬瓜块、蘑菇片，调入盐，焖至入味，最后下香油拌匀即成。

# 荷塘小炒

**材料** 冬瓜 200 克，草菇、鲜豌豆各 50 克，胡萝卜 30 克，姜 5 克，盐 8 克，橄榄油 15 克，花椒油 5 克。

**做法**

❶ 冬瓜洗净，去皮、瓤，切成小丁；胡萝卜洗净，切成小丁；姜洗净，切薄片。草菇清洗干净之后，对半切开。

❷ 锅里放入适量水烧开，依次放入胡萝卜丁、鲜豌豆、冬瓜丁、草菇，等水再次开锅，把上述食材捞出来，沥干水分备用。

❸ 取一个平底锅，小火加热到微微冒烟，倒入橄榄油，凉油下姜片炒出香味（姜片周围有些卷边），加入所有食材翻炒至冬瓜丁呈透明状态，调入盐、花椒油，翻匀就可以盛出了。

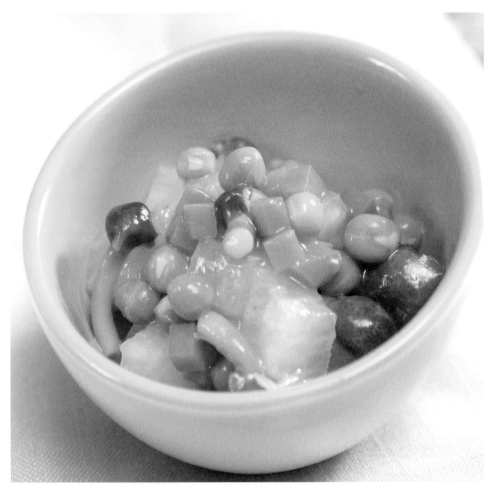

# 芹菜清除血管壁上的胆固醇

o 降脂解密 o

1.芹菜中含有大量的膳食纤维和维生素 C，可以促进肠胃蠕动，有很不错的降血脂功效。

2.芹菜中的芹绿素能有效清除附着在血管壁上的胆固醇和低密度脂蛋白，降低血脂。

o 营养成分 o

| 营养成分<br>每100克含量 | 糖类 | 蛋白质 | 脂肪 | 膳食纤维 | 热量 |
|---|---|---|---|---|---|
| | 3.9克 | 0.8克 | 0.1克 | 1.4克 | 14千卡 |

o 降脂吃法 o

芹菜可以炒着吃，凉拌吃，或者将芹菜榨汁做成饮品也是非常不错的选择。芹菜的叶子尽量不要丢弃，因为芹菜叶所含的维生素 C 比芹菜梗更多，营养更丰富。

o 最佳降脂组合 o

芹菜＋西红柿：促进胃肠蠕动，帮助消化。

芹菜＋虾米：减肥降脂。

芹菜＋花生：改善心脑血液循环，抗衰老。

o 食疗菜谱 o

关键词：降脂减肥、减少油脂摄入。

# 芹菜炒百合

**材料** 芹菜 200 克，鲜百合 3 个，红彩椒 1 个，盐少许，植物油适量。

**做法**

❶ 芹菜洗净，斜刀切段；百合洗净，掰成小瓣；红彩椒洗净，切小块。

❷ 油锅烧热，放入芹菜段翻炒至断生，再放入红彩椒块、百合，翻炒至熟，加盐调味即可。

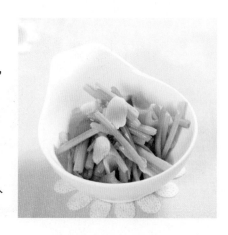

# 豆腐芹菜汤

**材料** 豆腐 200 克，芹菜 100 克，植物油、盐各适量。

**做法**

❶ 将豆腐切块；芹菜洗净，切段。

❷ 将豆腐块放入锅内，用油稍微煎一下，倒入适量清水，放入芹菜段，煮熟，加入盐调味即可。

**烹饪妙招**

烹饪时间不宜过长，以免维生素C流失，并失去脆嫩口感。芹菜不宜先切后洗，否则会降低营养价值。

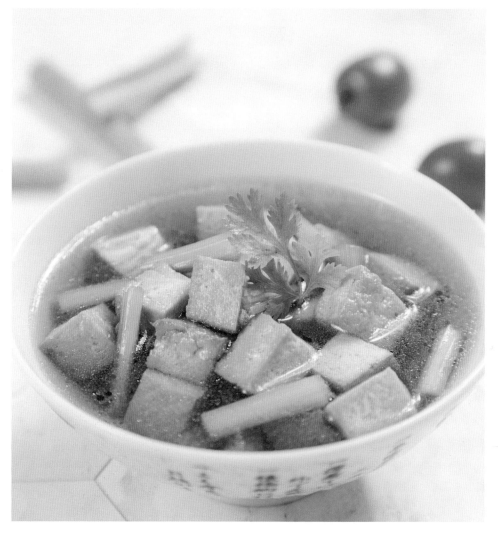

## 🧅 洋葱降低胆固醇，调节血脂

◦ 降脂解密 ◦

1.洋葱中含有的二烯丙基二硫化物、含硫氨基酸可以有效降低体内的胆固醇、甘油三酯。

2.洋葱中含有的槲皮素、酚类物质和洋葱精油，还有助于调节血脂。

◦ 营养成分 ◦

| 营养成分 每100克含量 | 糖类 | 蛋白质 | 脂肪 | 膳食纤维 | 热量 |
|---|---|---|---|---|---|
| | 9克 | 1.1克 | 0.2克 | 0.9克 | 39千卡 |

◦ 降脂吃法 ◦

洋葱可以凉拌或炒着吃，也可以做汤，但是一次不宜吃太多，以免引起胀气。

◦ 最佳降脂组合 ◦

洋葱 + 鸡蛋：促进营养吸收。

洋葱 + 芹菜：降脂减肥。

◦ 食疗菜谱 ◦

关键词：降低胆固醇、降脂减肥。

# 牛奶洋葱汤

**材料** 鲜牛奶350毫升，洋葱50克，橄榄油、盐各适量。

**做法**

❶ 洋葱去蒂、皮，洗净，切丝。

❷ 锅内放入橄榄油烧热，放入洋葱丝炒香，加水煮10分钟。

❸ 加入鲜牛奶煮沸，加盐调味即可。

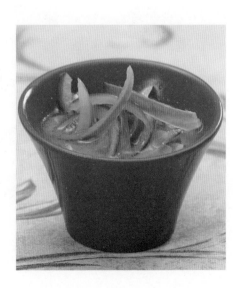

# 洋葱炒黑木耳

**材料** 黑木耳 50 克，洋葱 100 克，胡萝卜 50 克，植物油适量，盐少许。

**做法**

❶ 黑木耳用温水泡发 2 小时，洗净根部杂质，撕成小朵，入沸水中汆烫 3 分钟左右；洋葱洗净，切大块；胡萝卜去皮，洗净，切片。

❷ 油锅烧热，下入洋葱块大火爆炒，炒出香味，加入胡萝卜片、黑木耳继续翻炒，调入盐拌匀即可。

**烹饪妙招**

洋葱烹炒时间不宜过长，以免破坏其中的营养和口感。

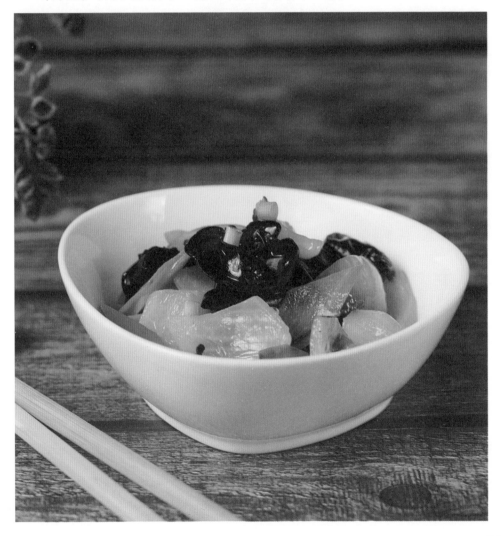

## 🍴 苦瓜降糖降脂，提高免疫力

○ 降脂解密 ○

苦瓜含有较多的苦瓜皂苷和维生素 C，有助于降低血糖、调节血脂，提高身体免疫力。

○ 营养成分 ○

| 营养成分<br>每100克含量 | 糖类 | 蛋白质 | 脂肪 | 膳食纤维 | 热量 |
|---|---|---|---|---|---|
| | 5.3克 | 0.7克 | 0.1克 | 0.8克 | 19千卡 |

○ 降脂吃法 ○

苦瓜凉拌着吃是最好的吃法，少油、降脂。肠胃不好的人可以考虑炒着吃，以降低对胃肠的刺激。

○ 最佳降脂组合 ○

苦瓜＋胡萝卜：补充维生素。

苦瓜＋山药：降脂降糖。

苦瓜＋荷叶：降脂减肥。

○ 食疗菜谱 ○

关键词：降脂减肥。

# 清香苦瓜

【材料】苦瓜 300 克，青辣椒 1 个，植物油适量，盐少许。

【做法】

❶ 将苦瓜洗净，切开去籽，切片，放入清水中浸泡 30 分钟，捞出沥干。

❷ 青辣椒去籽，切丝。

❸ 油锅烧热，放入苦瓜片，翻炒片刻后，再放入青辣椒丝翻炒片刻，加盐炒匀即可出锅。

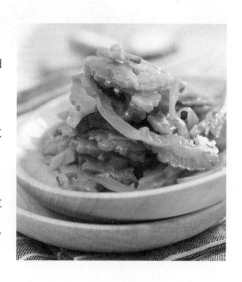

# 荷叶苦瓜粥

**材料** 苦瓜 40 克，干荷叶 10 克，粳米 100 克。

**做法**

❶ 苦瓜洗净，除去瓜瓤，用冷水浸泡一分钟后捞出，切成丁；粳米洗净。

❷ 将干荷叶水煎取汁。

❸ 将粳米放入荷叶汁中，大火煮沸。

❹ 加入苦瓜丁，然后改用小火熬煮至粥熟即可。

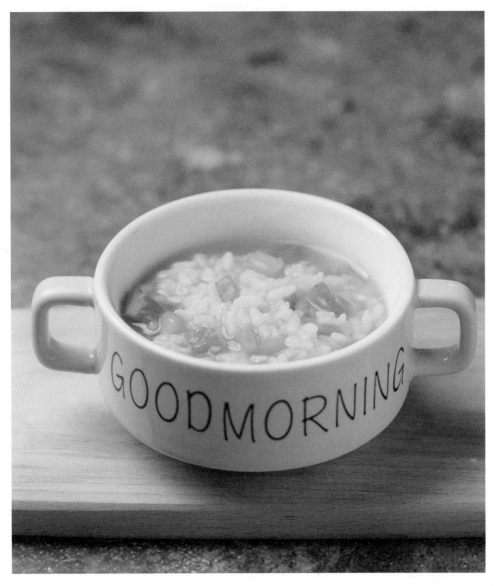

## 莴笋软化血管、降血脂

○ 降脂解密 ○

1.莴笋含有的膳食纤维和丰富的烟酸，可以降低血糖，改善血脂，降低冠心病、脑卒中等疾病的发生率。

2.莴笋中钾含量较高，有利于体内的水电解质平衡，可促进钠排出，预防高脂血症并发高血压。

○ 营养成分 ○

| 营养成分<br>每100克含量 | 糖类 | 蛋白质 | 脂肪 | 膳食纤维 | 热量 |
|---|---|---|---|---|---|
| | 3.6克 | 2.6克 | 0.2克 | 1.8克 | 19千卡 |

○ 降脂吃法 ○

凉拌、素炒。莴笋叶的营养价值也很高，建议烹饪时一起食用。

○ 最佳降脂组合 ○

莴笋 + 蒜：降血脂。

莴笋 + 香菇：增进食欲。

○ 食疗菜谱 ○

关键词：开胃爽口、降脂减肥。

# 素炒莴笋

**材料** 莴笋 400 克，盐、花椒、葱、植物油各适量。

**做法**

❶莴笋去皮，去根，切成薄片；葱切末。

❷炒锅中放入油，加入花椒炸香，取出花椒。

❸放入葱末炝锅，然后放入莴笋片翻炒均匀，加入盐炒熟即可。

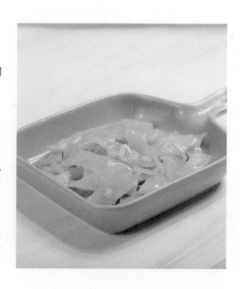

# 莴笋猪肉粥

**材料** 莴笋 300 克，猪肉、粳米各 50 克，盐、酱油、香油各适量。

**做法**

❶ 莴笋去皮，用清水洗净，切成细丝；粳米淘洗干净。

❷ 猪肉洗净，切成末，放入碗内，加少许酱油、盐腌 10~15 分钟，备用。

❸ 锅内加适量清水，放入粳米煮沸，加入莴笋丝、猪肉末，改小火煮至米烂汁黏时，放入盐、香油，搅匀，稍煮片刻即可。

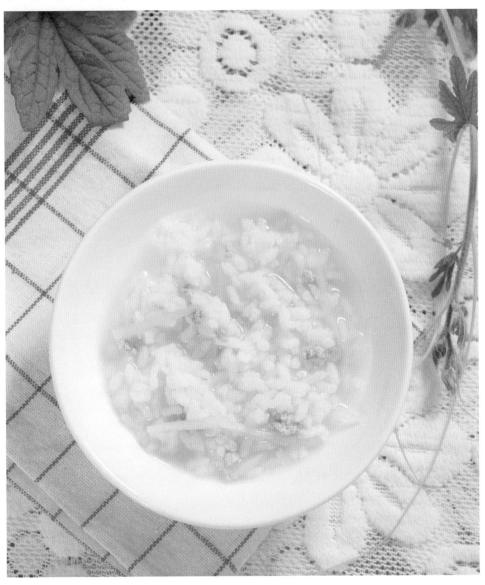

## 🖐 竹笋保护血管健康

◦ 降脂解密 ◦

竹笋是天然的清道夫，其中含有丰富的粗纤维，因此可以促进消化，降低甘油三酯以及胆固醇的含量，保护血管的健康。

◦ 营养成分 ◦

| 营养成分<br>每100克含量 | 糖类 | 蛋白质 | 脂肪 | 膳食纤维 | 热量 |
|---|---|---|---|---|---|
| | 3.6克 | 2.6克 | 0.2克 | 1.8克 | 19千卡 |

◦ 降脂吃法 ◦

竹笋可用来做汤、炒菜。

◦ 最佳降脂组合 ◦

竹笋 + 鸡肉：补充膳食纤维、必需脂肪酸。

竹笋 + 鱼：降脂减肥。

◦ 食疗菜谱 ◦

关键词：清血管、降血脂、减肥。

# 竹笋豆腐汤

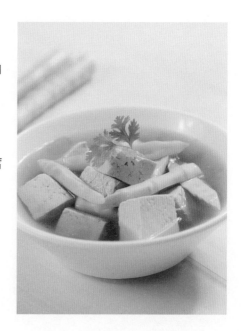

**材料** 豆腐1块，竹笋1根，植物油、盐、白醋、香菜段各适量。

**做法**

❶把豆腐切块，竹笋切丝。

❷炒锅烧热，放入油，再放入鲜笋丝、豆腐块炒几下，加水煮开，加盐同煮2分钟。

❸最后放入白醋，撒上香菜段即可。

# 竹笋糙米粥

**材料** 糙米 100 克，竹笋 200 克，盐、胡椒粉、香油各适量。

**做法**

❶ 竹笋去皮，洗净，切片；糙米洗净，浸泡 1 小时。

❷ 锅内加适量清水，放入糙米煮粥，煮至黏稠时加入竹笋片继续煮。

❸ 煮约 20 分钟，加入盐，继续煮 5 分钟，出锅前放入胡椒粉和香油调味即可。

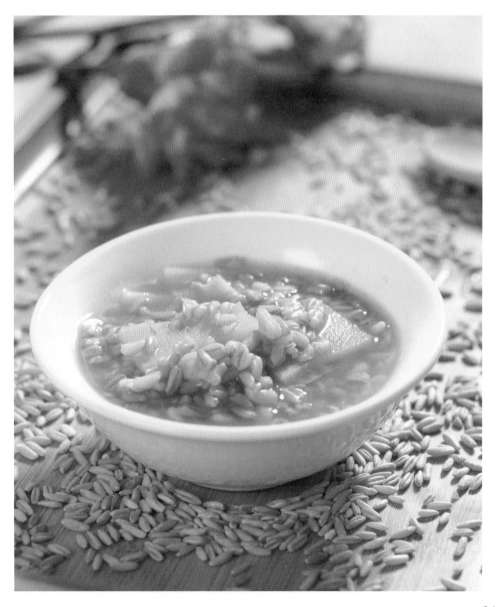

## 芦笋维护血管健康，降脂减肥

○ 降脂解密 ○

1.芦笋是低脂肪、低糖、高纤维素的食物，其中含有的大量芦丁能够维持血管弹性，减少脆性等。

2.芦笋中的黄酮类物质可以加强和调节心肌功能，防止心律失常，降脂，降压。

○ 营养成分 ○

| 营养成分<br>每100克含量 | 糖类 | 蛋白质 | 脂肪 | 膳食纤维 | 热量 |
|---|---|---|---|---|---|
| | 4.9克 | 1.4克 | 0.1克 | 1.9克 | 19千卡 |

○ 降脂吃法 ○

凉拌、炒食均可。

○ 最佳降脂组合 ○

芦笋＋冬瓜：降脂、降压。

芦笋＋苦瓜：消除疲劳、降脂、降压、降糖。

○ 食疗菜谱 ○

关键词：降脂、降压、降糖。

# 芦笋拌海带

**材料** 嫩芦笋200克，海带150克，蒜泥、葱花、盐各适量。

**做法**

❶芦笋洗净，去掉老皮，切段；海带用清水浸透，洗净切丝。

❷锅内加水烧开，放入芦笋段、海带丝煮片刻，捞起凉凉。

❸再一起放在碗中，加入盐、葱花、蒜泥拌匀即成。

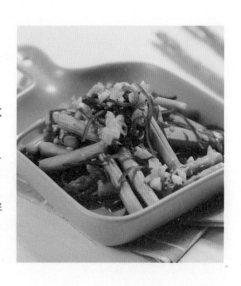

# 鲜口蘑炒芦笋

**材料** 口蘑 300 克,芦笋 200 克,蒜 3~5 瓣,黑胡椒碎、盐各 3 克,植物油适量。

**做法**

❶ 口蘑洗净,去掉柄,然后切成片;蒜去掉皮,切末。

❷ 芦笋去掉前面老的根部,洗干净,切成段,用开水烫 1~2 分钟,然后用凉水浸泡,这样可以让芦笋看起来特别绿。

❸ 油锅烧热,下入蒜末炒香,到蒜末微微泛黄的时候,加入口蘑片,改成中火继续翻炒。

❹ 在翻炒口蘑时,加黑胡椒碎和少量的盐继续翻炒,再下芦笋段翻炒 5~6 分钟,然后根据口味加少许盐炒匀即可。

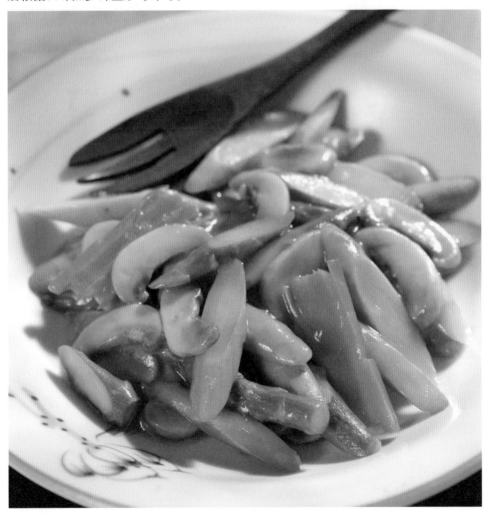

## 🖐 西蓝花清理血管，阻止胆固醇氧化

◦ **降脂解密** ◦

1.西蓝花含有的维生素 C 和黄酮类物质可以清理血管、阻止胆固醇氧化、防止血小板凝结成块。

2.西蓝花富含可溶性纤维，有助于降低胆固醇水平，控制血脂。

◦ **营养成分** ◦

| 营养成分<br>每100克含量 | 糖类 | 蛋白质 | 脂肪 | 膳食纤维 | 热量 |
|---|---|---|---|---|---|
| | 4.3克 | 4.1克 | 0.6克 | 1.6克 | 33千卡 |

◦ **降脂吃法** ◦

炒着吃，大火快炒，以免破坏其中的维生素。

◦ **最佳降脂组合** ◦

西蓝花 + 蒜：加快胆固醇排出。

西蓝花 + 海带：清血管，降血脂。

◦ **食疗菜谱** ◦

关键词：控制血脂、清血管。

# 西蓝花什锦饭

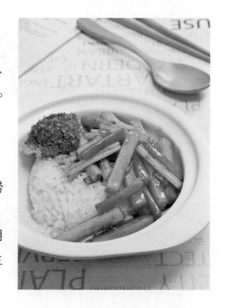

**材料** 西蓝花 300 克，土豆条、芹菜梗、胡萝卜、蒜泥各少许，米饭 1 碗( 煮熟 )，盐、植物油各适量。

**做法**

❶芹菜梗洗净切段；胡萝卜去皮，洗净切长条；西蓝花洗净切朵，根茎切长条。

❷锅中加水烧沸，将食材放入沸水中氽烫，捞出沥干水分。

❸油锅烧热，放入蒜泥爆香，倒入西蓝花、胡萝卜条、芹菜段和土豆条翻炒，至西蓝花断生时加盐炒匀，再配上米饭即可。

# 凉拌西蓝花

**[材料]** 西蓝花 300 克，胡萝卜、黑木耳、葱花、盐、植物油各少许。

**[做法]**

❶ 西蓝花洗净，掰成小朵，焯水；胡萝卜洗净，切薄片，焯水；黑木耳泡发，洗净，撕成小朵，焯水。

❷ 锅内放油，爆香葱花成葱油。

❸ 将葱油淋在焯好的菜上，加盐调味，拌匀即可。

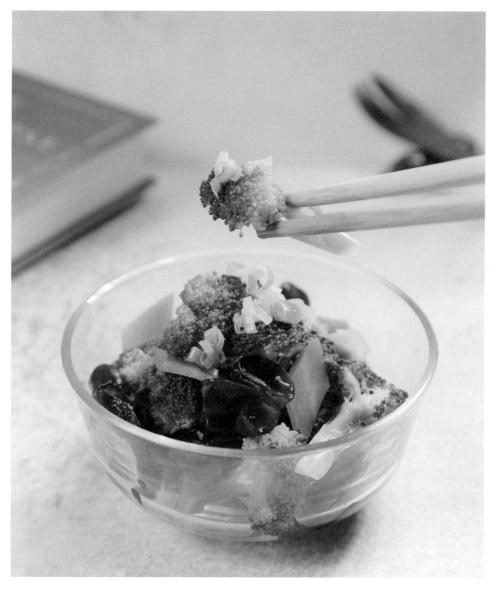

## ⚕ 韭菜防止脂肪沉淀，降低血脂

◦ 降脂解密 ◦

1.韭菜中含有的韭菜挥发油、含硫化合物具有防止脂肪沉淀的作用，可以有效降低血脂。

2.韭菜中的膳食纤维可以促使胆固醇转化为胆酸，强化胆酸的代谢，具有降血脂的功效。

◦ 营养成分 ◦

| 营养成分<br>每100克含量 | 糖类 | 蛋白质 | 脂肪 | 膳食纤维 | 热量 |
|---|---|---|---|---|---|
| | 3.2克 | 2.4克 | 0.4克 | 1.4克 | 26千卡 |

◦ 降脂吃法 ◦

烹炒、做馅料。

◦ 最佳降脂组合 ◦

韭菜 + 蘑菇：通便解毒，提高免疫力。

韭菜 + 豆腐：降血脂，补钙。

◦ 食疗菜谱 ◦

关键词：降血脂、增强免疫力。

# 虾肉炒韭菜

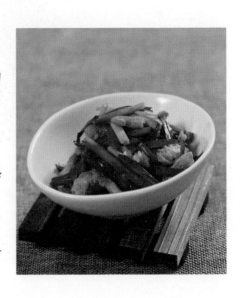

**材料** 韭菜 250 克，虾肉 50 克，盐、植物油各适量。

**做法**

❶ 韭菜择洗干净，切段；虾肉用水泡软洗净。

❷ 油锅烧热，放入韭菜段和虾肉同炒，炒熟后加盐调味即可。

**营养有道**

此菜富含膳食纤维和蛋白质，有利于降低胆固醇，缓解心肌缺血症状。

# 韭菜炒鸡蛋

**材料** 韭菜 500 克，鸡蛋 2 个，植物油、葱花、盐各适量。

**做法**

❶ 将韭菜择洗干净，切成小段；鸡蛋液搅打均匀。

❷ 油锅烧热，放入葱末煸炒出香味，倒入鸡蛋液，待蛋液凝固后，盛出备用。

❸ 锅返回火上，注入少量油，放入韭菜段，加入盐调味，大火快炒至断生时放入炒好的鸡蛋，混合炒熟后出锅。

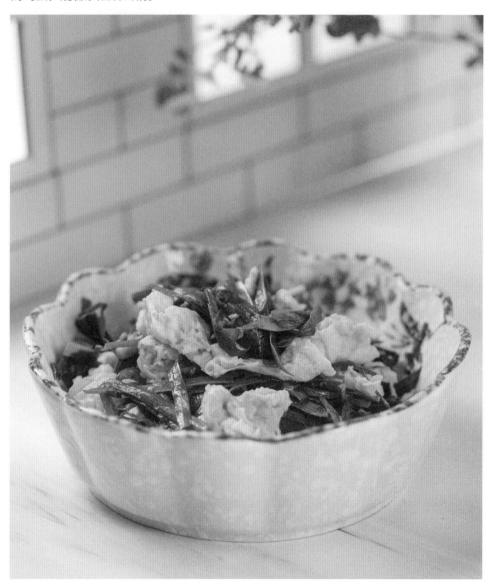

## 菠菜降低胆固醇合成

1. 菠菜中含有丰富的膳食纤维和维生素 C，能有效降低人体内胆固醇和血脂的含量。

2. 菠菜中含有的叶酸能降低胆固醇的合成，能预防动脉粥样硬化等心血管疾病。

○ 营养成分 ○

| 营养成分<br>每100克含量 | 糖类 | 蛋白质 | 脂肪 | 膳食纤维 | 热量 |
|---|---|---|---|---|---|
| | 2.8克 | 2.6克 | 0.3克 | 1.7克 | 24千卡 |

○ 降脂吃法 ○

做汤、凉拌、炒食。

○ 最佳降脂组合 ○

菠菜 + 茄子：加快血液循环。

菠菜 + 鸡蛋：提高维生素的吸收。

○ 食疗菜谱 ○

关键词：促进血液循环、降低胆固醇。

# 菠菜粥

**材料** 粳米 100 克，菠菜 100 克，盐适量。

**做法**

❶ 将菠菜择洗干净，焯水，捞出后切段，备用。

❷ 将粳米淘洗干净，放入锅中，加水煮粥。

❸ 粥熟后放入菠菜段煮沸，加盐调味即可。

**烹饪妙招**

菠菜中含有大量草酸，因此一定要焯水后才能凉拌、炒菜、煮粥或煲汤。

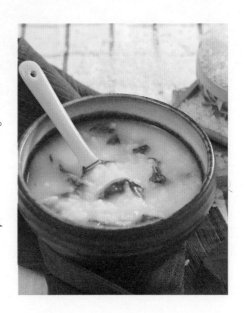

# 菠菜拌腐竹

【材料】菠菜 300 克，腐竹 100 克，姜末 5 克，香油、盐、鸡精、海鲜酱油各适量。

【做法】

❶ 腐竹提前用开水泡发。

❷ 将菠菜择洗干净，放入开水中焯一下，捞出，放入凉水过凉，捞出沥干，切成寸段，放入盘中备用。

❸ 腐竹洗净，切成和菠菜段一致的长度，放在菠菜上。

❹ 放入香油、盐、鸡精、姜末、海鲜酱油，搅拌均匀即可。

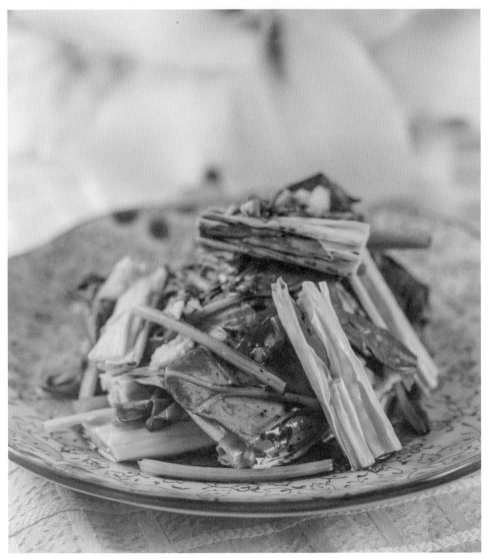

## ❤ 圆白菜排毒减肥，降低血液胆固醇

◦ 降脂解密 ◦

1.圆白菜中含有丰富的膳食纤维，可以帮助促进肠胃蠕动，促进排毒、排便，降低血液中胆固醇的浓度。

2.圆白菜中的丙醇二酸，能抑制糖类转换为脂肪，减少脂肪在人体内堆积。

◦ 营养成分 ◦

| 营养成分<br>每100克含量 | 糖类 | 蛋白质 | 脂肪 | 膳食纤维 | 热量 |
|---|---|---|---|---|---|
| | 3.6克 | 1.5克 | 0.2克 | 1克 | 22千卡 |

◦ 降脂吃法 ◦

炒食、凉拌均可。

◦ 最佳降脂组合 ◦

圆白菜+黑木耳：促进身体生长，补充营养。

圆白菜+虾米：降血脂。

◦ 食疗菜谱 ◦

关键词：排毒减肥、降低血液中胆固醇浓度。

# 圆白菜瘦肉粥

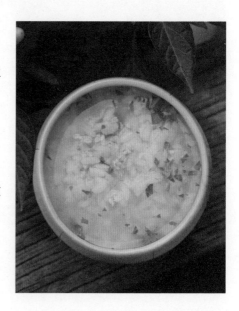

**材料** 圆白菜、猪瘦肉、粳米各20克，盐适量。

**做法**

❶圆白菜洗净，切碎；猪瘦肉洗净，剁成末。

❷粳米淘洗干净后，放入锅中加水煮粥。

❸开锅后放入圆白菜碎、猪瘦肉末，继续煮至粥熟，最后加盐调味即可。

# 炝炒圆白菜

**材料** 圆白菜 250 克，花椒 7~9 粒，植物油、蒜、酱油、蚝油、香醋各适量，盐少许。

**做法**

❶ 圆白菜洗净，切成细丝；蒜剥皮后切成薄片。

❷ 油锅烧至五成热，加入花椒煸炒至表面发黑，再加入蒜片爆香，然后倒入圆白菜丝，大火快速煸炒约 1 分钟。

❸ 加入适量酱油、蚝油提鲜，翻炒两下加入香醋、盐调味即可。

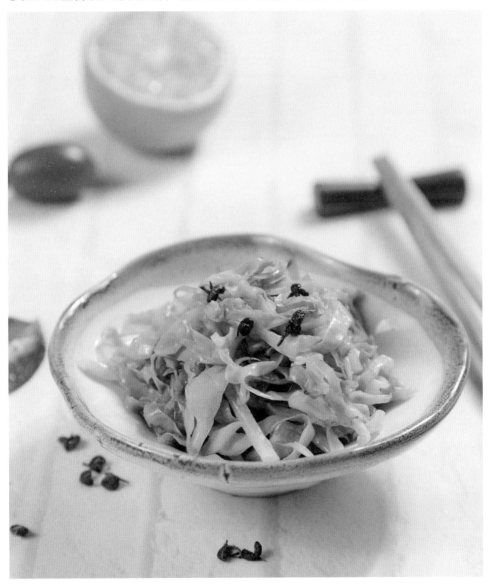

## 🤚 白萝卜促进胆固醇排出体外

白萝卜中含有丰富的淀粉酶和氧化酶，可帮助分解食物中的脂肪和淀粉，促进脂肪代谢，降血脂。

◦ 营养成分 ◦

| 营养成分<br>每100克含量 | 糖类 | 蛋白质 | 脂肪 | 膳食纤维 | 热量 |
|---|---|---|---|---|---|
| | 5克 | 0.9克 | 0.1克 | 1克 | 21千卡 |

◦ 降脂吃法 ◦

凉拌是最好的吃法，同时还可以煮汤。

◦ 最佳降脂组合 ◦

白萝卜 + 羊肉：促进脂肪代谢。

白萝卜 + 豆腐：助消化。

◦ 食疗菜谱 ◦

关键词：促进脂肪代谢，降血脂。

# 当归鸭血萝卜煮

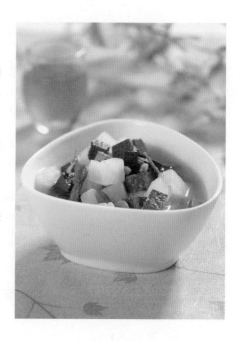

**材料** 白萝卜 500 克，鸭血 300 克，当归 5 克，枸杞 15 粒，姜 5 片，盐适量。

**做法**

❶ 砂锅内加入适量清水，放入当归和姜片，中火煮开后，调成小火煮约 10 分钟。

❷ 鸭血冲洗一下，切成均匀的小块；白萝卜去皮，切成小块。待当归煮出香气时，倒入白萝卜块煮 5 分钟。

❸ 白萝卜煮熟后，倒入鸭血块、枸杞，再煮 5 分钟，加入适量盐调味即可。

# 清炖白萝卜

材料 白萝卜1根，葱花、盐、香油各适量。

**做法**

❶ 将白萝卜去皮，洗净，切滚刀块。

❷ 锅中加水，将白萝卜块放入，炖至半透明，加香油、盐调味，最后撒点葱花即可。

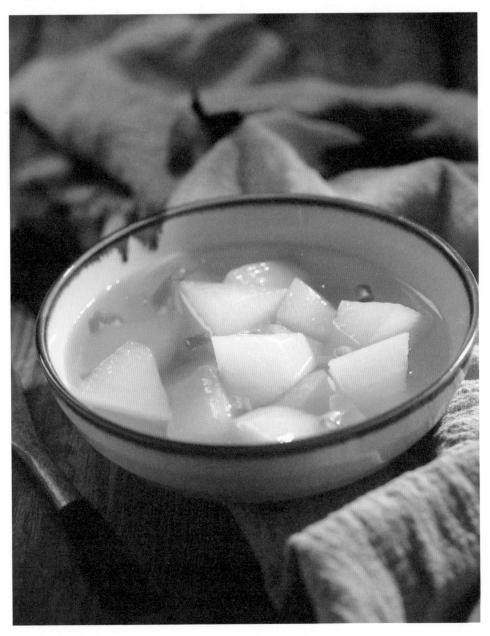

## 🥄 胡萝卜清血脂，降低胆固醇

◦ 降脂解密 ◦

胡萝卜中含有的果胶、槲皮素和酚类物质，具有降低血液中胆固醇含量的功效。

◦ 营养成分 ◦

| 营养成分<br>每100克含量 | 糖类 | 蛋白质 | 脂肪 | 膳食纤维 | 热量 |
| --- | --- | --- | --- | --- | --- |
| | 5克 | 1克 | 0.2克 | 1.1克 | 37千卡 |

◦ 降脂吃法 ◦

胡萝卜可炒着吃或做馅食用，不宜生吃。因为胡萝卜中的维生素 A 是脂溶性的，炒熟吃才能利于人体吸收。

◦ 最佳降脂组合 ◦

胡萝卜 + 牛肉：促进营养吸收。

胡萝卜 + 山药：缓解消化不良。

胡萝卜 + 菠菜：保持血管畅通。

◦ 食疗菜谱 ◦

关键词：降血脂。

# 凉拌五彩素丝

**材料** 土豆、洋葱、胡萝卜、黄瓜、青椒各1个，香醋、香油、盐、白芝麻、蒜蓉各适量。

**做法**

❶ 将土豆、洋葱、胡萝卜、黄瓜、青椒分别洗净，去皮切丝，焯熟过冷水。

❷ 将处理后的食材放入碟中，加蒜蓉、盐、香醋拌匀。

❸ 略腌淋上香油，撒上白芝麻即可。

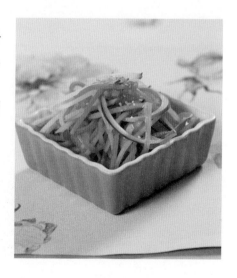

# 胡萝卜拌金针菇

**材料** 胡萝卜丝5克，金针菇300克，蒜末、葱花、香油、盐、酱油各适量。

**做法**

❶ 金针菇、胡萝卜丝分别放入开水中焯熟，捞出沥干水分。

❷ 将焯好的胡萝卜丝、金针菇放入碗中，加葱花、蒜末、酱油、香油、盐，拌匀即可。

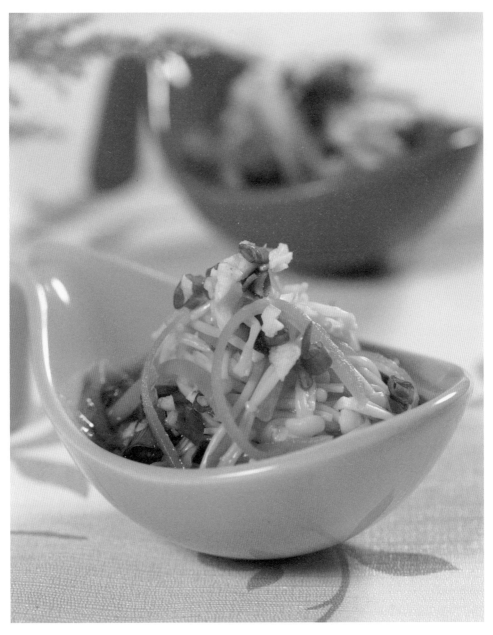

## 茄子改善身体循环，降低胆固醇

1. 茄子中含有的维生素 P，可以清除血清中多余的胆固醇。

2. 茄子中的维生素 P，还能够增强毛细血管的弹性，防止破裂出血。

3. 茄子中丰富的胆碱、葫芦巴碱等物质，具有很好的降脂效果。

○ 营养成分 ○

| 营养成分<br>每100克含量 | 糖类 | 蛋白质 | 脂肪 | 膳食纤维 | 热量 |
|---|---|---|---|---|---|
| | 3.6克 | 1.1克 | 0.2克 | 1.3克 | 21千卡 |

○ 降脂吃法 ○

炒着吃或蒸着吃、烤着吃均可。建议带皮食用，可帮助促进维生素 P 的吸收。

○ 最佳降脂组合 ○

茄子＋苦瓜：预防心血管疾病。

茄子＋蒜：降血脂。

○ 食疗菜谱 ○

关键词：清理血液中的胆固醇。

# 苦瓜炒茄子

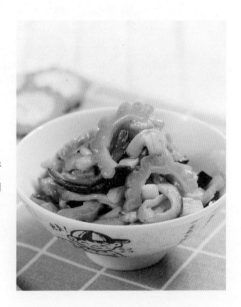

**材料** 苦瓜半根，长茄子 1 根，蒜、盐、植物油各适量。

**做法**

❶ 茄子、苦瓜洗净分别切好，蒜切粒。

❷ 锅里放油，爆香蒜粒，倒入茄子翻炒至半透明状再倒入苦瓜翻炒至软，调入盐炒熟即可。

# 无油烤茄子

**材料** 长茄子 300 克，西红柿 100 克，蒜 30 克，姜 15 克，葱 10 克，醋、酱油、盐、淀粉各适量。

**做法**

❶ 长茄子洗干净，擦干水分后放在案板上，去掉头部，从中间竖着切厚片，但底部不要切断。

❷ 西红柿洗净，切成薄片；蒜去皮，切成薄片。把西红柿片、蒜片塞到切开的茄子里，做成类似于扇子的形状。

❸ 烤箱预热 175℃，在预热烤箱的同时，准备酱汁：把姜、葱洗净，切碎，用少许葱切成葱花，然后用压蒜器压出汁，接着把葱姜汁、醋、酱油、盐都放一个碗里拌匀。把茄子放进预热好的烤箱里烤 40~45 分钟。

❹ 把事先准备好的酱汁倒进锅里，加入淀粉和少许水搅匀，然后开中火煮至浓稠，接着关火，等茄子烤好了把汁浇到上面，撒上葱花即可。

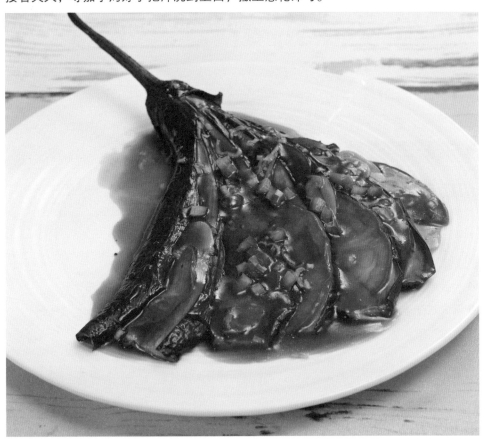

## 🖐 油菜减少脂类吸收，降血脂

油菜中含有丰富的膳食纤维，能够与胆酸盐和食物中的胆固醇及甘油三酯结合，并从体内排出，从而减少脂类的吸收，降低血脂。

○ 营养成分 ○

| 营养成分<br>每100克含量 | 糖类 | 蛋白质 | 脂肪 | 膳食纤维 | 热量 |
|---|---|---|---|---|---|
| | 2.7克 | 1.8克 | 0.5克 | 1.1克 | 23千卡 |

○ 降脂吃法 ○

炒着吃、煮汤食用均可。

○ 最佳降脂组合 ○

油菜 + 豆腐：降脂减肥。

油菜 + 蘑菇：促进代谢，减少脂肪在体内的堆积。

○ 食疗菜谱 ○

关键词：降血脂。

# 海参油菜粥

**材料** 大米 100 克，干海参 3 个，油菜段 50 克，胡萝卜丁 30 克，姜丝、盐、胡椒粉、香油各适量。

**做法**

❶ 海参泡发洗净，切小块；大米洗净。

❷ 锅内加适量清水，放入大米煮粥，煮至黏稠时加入胡萝卜丁继续煮。

❸ 煮约 10 分钟，加入海参块、姜丝和盐，继续煮 5 分钟，然后加入油菜段煮 2 分钟，最后放入胡椒粉和香油调味即可。

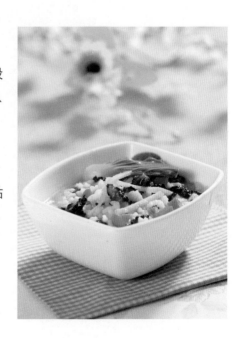

# 香菇油菜

**材料** 油菜 500 克，香菇 10 个，姜末、盐、水淀粉、植物油各适量。

**做法**

❶ 香菇和油菜洗净，香菇切块。

❷ 油锅烧热，爆香姜末，放入香菇块翻炒，再倒入油菜，快速翻炒。

❸ 加少许盐炒匀，最后用水淀粉勾芡即可出锅。

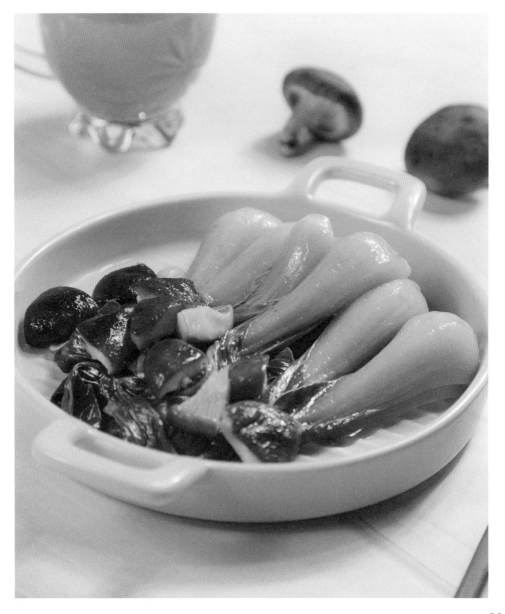

## 🌀 香菇减少肠道对胆固醇的吸收

1.香菇营养丰富，含有嘌呤、胆碱、酪氨酸、氧化酶等物质，对降血脂、降血糖、降血压均有好处。

2.香菇中含有的纤维素能促进胃肠蠕动，减少肠道对胆固醇的吸收。

◦ 营养成分 ◦

| 营养成分<br>每100克含量 | 糖类 | 蛋白质 | 脂肪 | 膳食纤维 | 热量 |
|---|---|---|---|---|---|
| | 1.9克 | 2.2克 | 0.3克 | 3.3克 | 19千卡 |

◦ 降脂吃法 ◦

炒食、做汤、做馅料。

◦ 最佳降脂组合 ◦

香菇 + 油菜：排毒减肥。

香菇 + 白萝卜：抗癌，降三高。

◦ 食疗菜谱 ◦

关键词：降血脂、促进胃肠蠕动。

# 香菇小米粥

**材料** 小米、香菇各25克，盐少许，姜片适量。

**做法**

❶香菇洗净后切小块。

❷小米洗净，放入锅中，加水煮成粥。

❸放入香菇块和姜片，继续煮至熟烂，最后加盐调味即可。

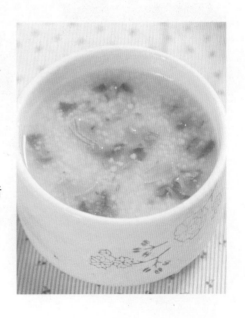

# 香菇炒茄子

**材料** 长茄子 200 克，干香菇 20 克，姜 1 块，蒜 2 瓣，细香葱 2 棵，植物油、盐、酱油各适量。

**做法**

❶ 干香菇提前洗净用清水泡软，切薄片；姜切丝，蒜切块，香葱切长段。

❷ 长茄子洗净，去除头尾，分成约 6 厘米的长条，泡入清水中。

❸ 油锅烧热，下入姜丝、蒜块，炒香，放入茄子条，翻炒。

❹ 加入香菇片翻炒，调入一些泡香菇的水，炒至茄子变软，加入酱油、盐调味，加入香葱，即可。

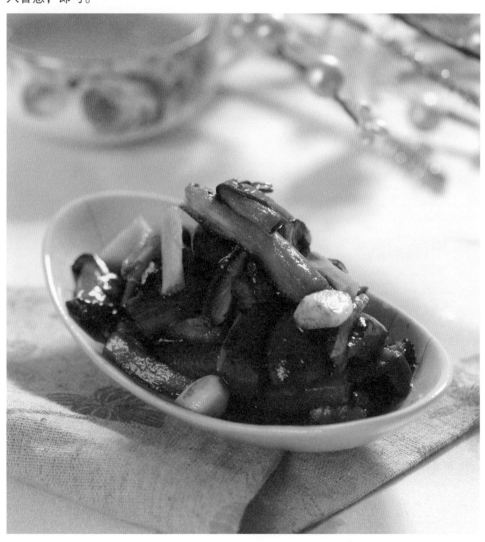

## ❦ 黑木耳（干）是降脂又驻颜的"黑耳朵"

### ◦ 降脂解密 ◦

黑木耳多糖有降低血脂、抑制血小板凝集的作用，能提高血清和肝脏的抗氧化能力，同时还能降低血糖，是高脂血症并发糖尿病患者的调养佳品。

### ◦ 营养成分 ◦

| 营养成分<br>每100克含量 | 糖类 | 蛋白质 | 脂肪 | 膳食纤维 | 热量 |
|---|---|---|---|---|---|
| | 35.7克 | 12.1克 | 1.5克 | 29.9克 | 205千卡 |

### ◦ 降脂吃法 ◦

凉拌最佳，也可炒食或做馅料。

### ◦ 最佳降脂组合 ◦

黑木耳 + 黄瓜：减肥降脂。

黑木耳 + 银耳：排毒降脂。

### ◦ 食疗菜谱 ◦

关键词：降脂减肥、排毒。

# 凉拌黄瓜黑木耳

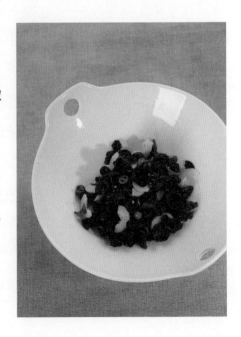

**材料** 黄瓜 150 克，水发黑木耳 100 克，小米辣椒碎 2 克，盐、酱油、橄榄油、花椒油各适量。

**做法**

❶黄瓜去皮，切成片，待用。

❷水发黑木耳去根洗净，然后用开水烫一下，过凉后和黄瓜片、小米辣椒碎一起加入酱油、盐、橄榄油、花椒油拌匀即可。

# 黑木耳黄瓜炒鸡蛋

**材料** 黄瓜 2 根，水发黑木耳 50 克，鸡蛋 2 个，蒜 2 瓣，植物油、盐、酱油、香醋各适量。

**做法**

❶ 鸡蛋在碗内打散；黄瓜洗净，切成菱形片；水发黑木耳洗净，撕成小朵；蒜切成碎末。

❷ 油锅烧热，滑入蛋液炒成小块鸡蛋，盛出备用。

❸ 油锅再次烧热，放入蒜末爆香，放入黄瓜片、黑木耳，炒熟后加入鸡蛋块，快速翻炒几下后，依次加入盐、酱油、香醋拌匀即可。

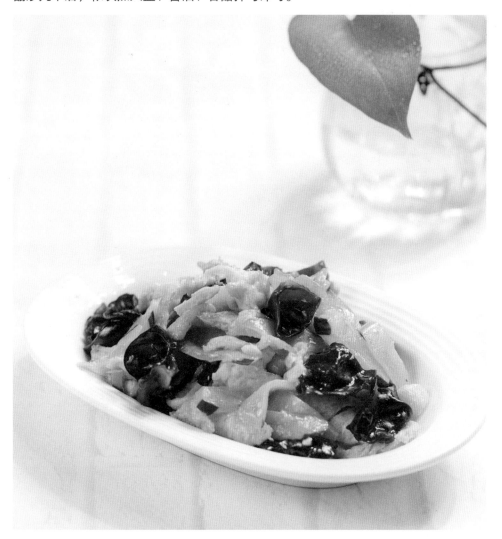

## 🍴 银耳（干）是降脂又美容的滋补佳品

○ **降脂解密** ○

1. 银耳富含膳食纤维，有助于胃肠蠕动，减少脂肪吸收。
2. 银耳多糖属植物多糖，有降低胆固醇、增强免疫力、美容润肤等作用。

○ **营养成分** ○

| 营养成分<br>每100克含量 | 糖类 | 蛋白质 | 脂肪 | 膳食纤维 | 热量 |
|---|---|---|---|---|---|
| | 36.9克 | 10克 | 1.4克 | 30.4克 | 200千卡 |

○ **降脂吃法** ○

煮汤、凉拌、炒食。

○ **最佳降脂组合** ○

银耳 + 黑木耳：清除血管垃圾。

银耳 + 百合：减少脂肪。

银耳 + 莲子：排毒养颜。

○ **食疗菜谱** ○

关键词：降脂、美容。

# 银耳莲子红枣汤

**材料** 干银耳、莲子、红枣各30克，冰糖少许。

**做法**

❶ 将干银耳用温水浸泡20分钟，去蒂，撕成小朵；把红枣和莲子洗净。

❷ 将红枣、莲子一起放入炖锅中，加水、银耳，先用大火煮沸，然后转为小火慢炖25分钟，最后放入冰糖调味即可。

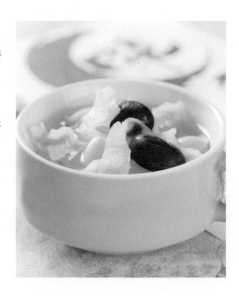

# 百合银耳羹

【材料】银耳 20 克，百合 10 克，冰糖适量。

【做法】

❶银耳洗净，去掉根部，放入冷水中泡软，取出撕成小块；百合洗净。

❷将银耳、百合、冰糖一起放入炖锅中，加入适量清水，大火烧开后转小火炖约 30 分钟即可。

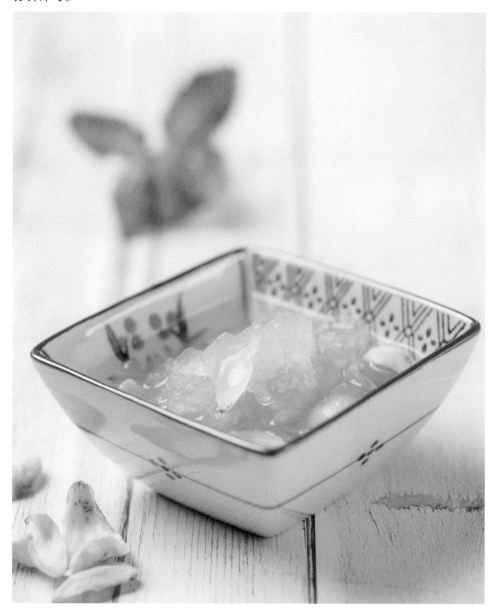

## 莲藕减少脂肪吸收

◦ 降脂解密 ◦

莲藕中含有的黏液蛋白和膳食纤维，能与人体内的胆固醇、胆酸盐、甘油三酯结合并排出体外，减少机体对脂类的吸收。

◦ 营养成分 ◦

| 营养成分<br>每100克含量 | 糖类 | 蛋白质 | 脂肪 | 膳食纤维 | 热量 |
|---|---|---|---|---|---|
| | 15.2克 | 1.9克 | 0.2克 | 1.2克 | 70千卡 |

◦ 降脂吃法 ◦

凉拌、炒食、煮汤等。

◦ 最佳降脂组合 ◦

莲藕 + 核桃：降脂减肥。

莲藕 + 糯米：保护肠胃，补充体力。

◦ 食疗菜谱 ◦

关键词：减少脂肪吸收。

# 荷叶莲藕炒豆芽

**材料** 新鲜荷叶 200 克（干品减半），水发莲子 50 克，莲藕丝 100 克，绿豆芽 150 克，盐、植物油各适量。

**做法**

❶ 莲子与荷叶加水煎汤。

❷ 油锅烧热，倒入莲藕丝，炒至七成熟，加入绿豆芽，倒入荷叶莲子汤，加盐调味，中火煮至全部材料熟烂即可。

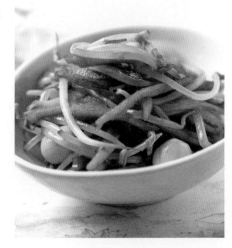

# 山楂藕片汤

**材料** 山楂 25 克，莲藕 15 克。

**做法**

❶ 将山楂洗净，去籽，切片；莲藕去皮，洗净，切片。

❷ 砂锅中加入适量清水，下入莲藕片、山楂片煮 30 分钟即可。

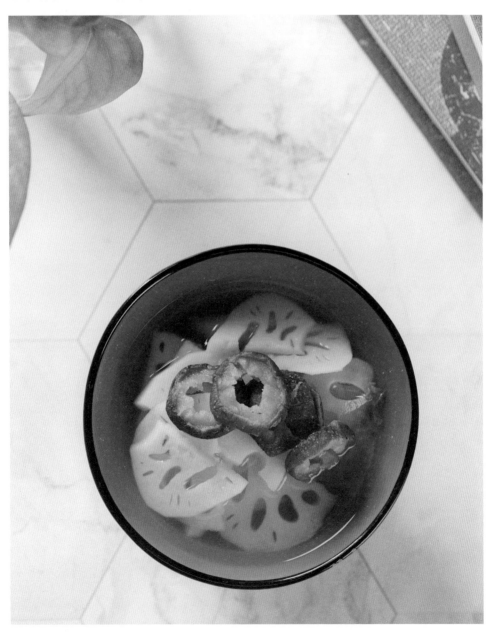

## 🖐 山药保持血管弹性，防止胆固醇沉积

○ **降脂解密** ○

山药中含有大量黏性蛋白，它是一种多糖物质，能够防止脂肪在血管壁沉积，维持血管弹性，有助于预防动脉粥样硬化等心脑血管疾病。

○ **营养成分** ○

| 营养成分<br>每100克含量 | 糖类 | 蛋白质 | 脂肪 | 膳食纤维 | 热量 |
|---|---|---|---|---|---|
| | 12.4克 | 1.9克 | 0.2克 | 0.8克 | 56千卡 |

○ **降脂吃法** ○

煮粥、清蒸、炒食均可。

○ **最佳降脂组合** ○

山药 + 红枣：保护肠胃。
山药 + 南瓜：降血糖。

○ **食疗菜谱** ○

关键词：保护血管弹性。

# 山药芝麻糊

**材料** 山药15克，黑芝麻120克，粳米少许。

**做法**

❶ 粳米洗净，浸泡1小时，捞出；山药洗净，去皮，切成小丁；黑芝麻炒香。

❷ 把粳米、山药丁、黑芝麻一起倒入搅拌器内，加入清水打成糊即可。

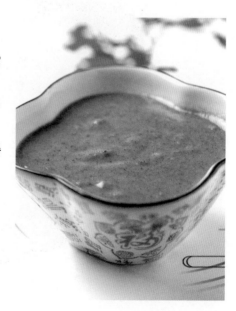

# 山药莲子红枣

**材料** 山药 100 克，莲子、红枣、粳米各 30 克。

**做法**

❶ 山药去皮，洗净，切块；莲子、红枣、粳米分别洗净。

❷ 所有材料一起放入砂锅内，加适量水，大火煮沸后，用小火熬煮成粥即可。

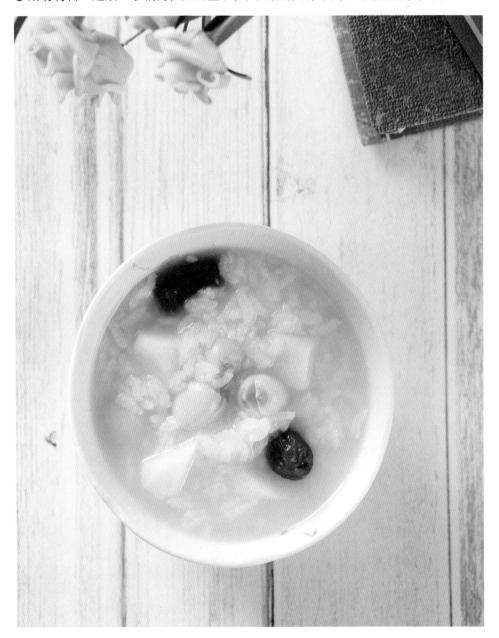

## 🥔 土豆防止脂肪沉积，保持血管弹性

### ◦ 降脂解密 ◦

土豆能供给人体大量有特殊保护作用的黏液蛋白，可预防心血管系统的脂肪沉积，保持血管的弹性，有利于预防动脉粥样硬化的发生。

### ◦ 营养成分 ◦

| 营养成分<br>每100克含量 | 糖类 | 蛋白质 | 脂肪 | 膳食纤维 | 热量 |
|---|---|---|---|---|---|
| | 16.5克 | 2克 | 0.2克 | 0.7克 | 76千卡 |

### ◦ 降脂吃法 ◦

炒食、蒸食。

### ◦ 最佳降脂组合 ◦

土豆 + 牛肉：提供优质蛋白质，平衡酸碱性。

### ◦ 食疗菜谱 ◦

关键词：保护血管、预防脂肪沉积。

# 西红柿土豆炖牛肉

**材料** 牛肉 200 克，土豆 2 个，西红柿 3 个，洋葱 1 个，植物油、盐、姜片各适量。

**做法**

❶牛肉洗净，切成块；土豆削皮，切成滚刀块；西红柿用开水烫去外皮，切成小块；洋葱切片。

❷牛肉块放入锅内煮沸，撇去浮沫，捞出，清水洗净，沥水。

❸热油锅，放入姜片，爆炒出香味，放入牛肉块、土豆块，快速翻炒，倒入西红柿块及清汤，大火烧开后改用中火，烧至牛肉松软、土豆软烂，放入洋葱片，撒入盐调味即可。

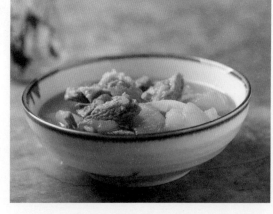

# 凉拌土豆丝

**材料** 土豆 300 克，盐、蒜末、香油、醋各适量。

**做法**

❶土豆去皮，切成细丝，过两遍清水洗去淀粉。

❷锅中加水烧开，放入土豆丝焯熟，捞出后过凉，沥干水分，放入其他材料拌匀即可。

**营养有道**

　　补充黏液蛋白，防止脂肪沉积，保持血管的弹性，预防动脉粥样硬化的发生。

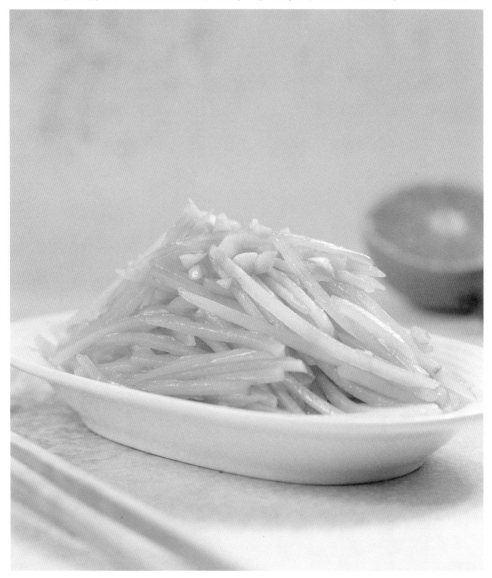

## 🍲 南瓜低糖又降脂

◦ 降脂解密 ◦

　　南瓜中含有的果胶能调节胃内食物的吸收速度，使糖类吸收减慢；果胶还能和体内多余的胆固醇结合在一起，使胆固醇吸收减少，血胆固醇浓度下降，从而达到降血脂的作用。

◦ 营养成分 ◦

| 营养成分<br>每100克含量 | 糖类 | 蛋白质 | 脂肪 | 膳食纤维 | 热量 |
|---|---|---|---|---|---|
| | 4.5克 | 0.7克 | 0.1克 | 0.8克 | 22千卡 |

◦ 降脂吃法 ◦

煮粥、蒸食、炒食等均可。

◦ 最佳降脂组合 ◦

南瓜 + 小米：保护脾胃，帮助消化。

南瓜 + 红枣：降脂，促消化。

◦ 食疗菜谱 ◦

关键词：降脂、降糖。

# 洋葱炒南瓜

**材料** 洋葱80克，南瓜60克，植物油、蒜末、盐、醋各适量。

**做法**

❶南瓜去皮，洗净，切块；洋葱去皮，洗净，切丝。

❷炒锅加油烧热后，炒香蒜末，放入南瓜块和洋葱丝翻炒，接着放入佐料和适量水，炒熟即可出锅。

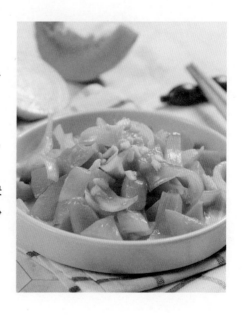

# 南瓜小米粥

**材料** 南瓜 200 克，小米 100 克。

**做法**

❶ 南瓜去皮、瓤，洗净后切丁；小米提前浸泡，洗净。

❷ 小米和南瓜丁一起放入锅中，加适量清水，大火煮开后小火煮 1 小时即可。

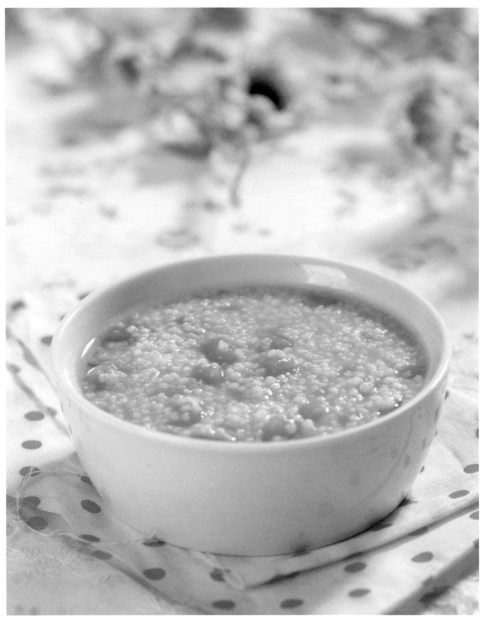

## 🥄 丝瓜低热量、高营养

◦ 降脂解密 ◦

1. 丝瓜含有的粗纤维，有促进排便的作用，有助于人体胆固醇的排泄。
2. 丝瓜是低热量、低脂肪的蔬菜，特别适合高脂血症患者食用。

◦ 营养成分 ◦

| 营养成分<br>每100克含量 | 糖类 | 蛋白质 | 脂肪 | 膳食纤维 | 热量 |
|---|---|---|---|---|---|
| | 3.6克 | 1克 | 0.2克 | 0.6克 | 20千卡 |

◦ 降脂吃法 ◦

炒食、煮食。

◦ 最佳降脂组合 ◦

丝瓜 + 毛豆：改善便秘。

丝瓜 + 鸡蛋：润肤美容。

丝瓜 + 香菇：增强免疫力。

丝瓜 + 猪肉：增强免疫力。

◦ 食疗菜谱 ◦

关键词：减肥、降低胆固醇。

# 清炒丝瓜

**材料** 丝瓜2根，蒜2瓣，蚝油、植物油、盐各适量。

**做法**

❶ 丝瓜刮皮，洗净，切块；蒜去皮，切成蒜末。

❷ 油锅烧热，放入蒜末爆香，然后放入丝瓜块，中火炒至丝瓜变软，加入蚝油和盐，快速翻炒几下即成。

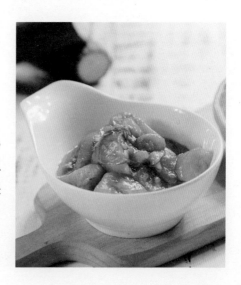

# 丝瓜炒虾仁

**材料** 丝瓜 150 克，虾仁 250 克，蒜 3 瓣，植物油、盐、五香粉、香油、料酒各适量。

**做法**

❶ 丝瓜去皮，洗净，切滚刀块；蒜剥皮，切片；虾仁处理干净，洗净，倒上料酒、五香粉，腌制 10 分钟。

❷ 油锅烧热，放入蒜片炒香，下入丝瓜块煸炒。

❸ 丝瓜炒软后放入腌制好的虾仁，虾仁炒变色后，放盐、香油，煸炒一下即可。

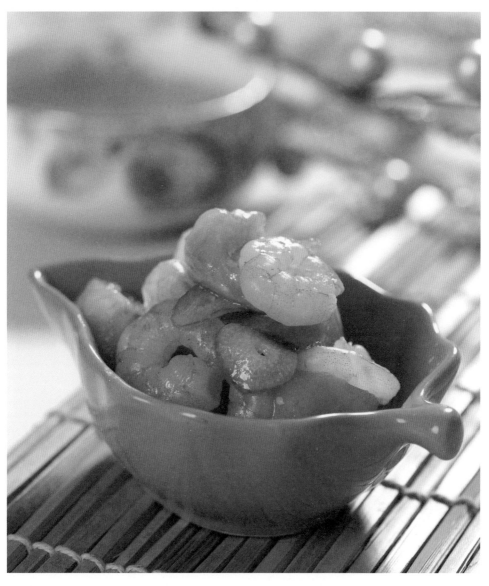

## 🍴 水果类

### 苹果是降脂抗衰老的"健康守护神"

**◦ 降脂解密 ◦**

苹果含有丰富的果胶，有降低胆固醇、保护肠壁、活化肠内有益菌、调整胃肠功能的作用。

**◦ 营养成分 ◦**

| 营养成分<br>每100克含量 | 糖类 | 蛋白质 | 脂肪 | 膳食纤维 | 热量 |
|---|---|---|---|---|---|
| | 12.3克 | 0.2克 | 0.2克 | 1.2克 | 52千卡 |

**◦ 降脂吃法 ◦**

生吃，榨汁。

**◦ 最佳降脂组合 ◦**

苹果 + 洋葱：保护心脑血管。

苹果 + 酸奶：帮助消化，降脂减肥。

**◦ 食疗菜谱 ◦**

关键词：降脂、调整胃肠功能。

# 芹菜苹果汁

**材料** 芹菜 400 克，苹果 2 个。

**做法**

❶ 芹菜洗净，切碎；苹果洗净，去皮，切成小块。

❷ 先把芹菜碎放入榨汁机中榨汁，再放苹果块榨汁，倒入杯子内，混匀后即可饮用。

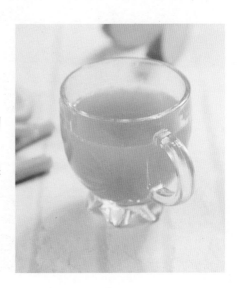

# 鲜姜菠萝苹果汁

**材料** 姜 50 克，苹果 2 个，菠萝 1 个。

**做法**

❶ 姜洗净，切成小块；苹果洗净，去核，切小块；菠萝去皮，切块。

❷ 将所有材料放入榨汁机榨汁即可。

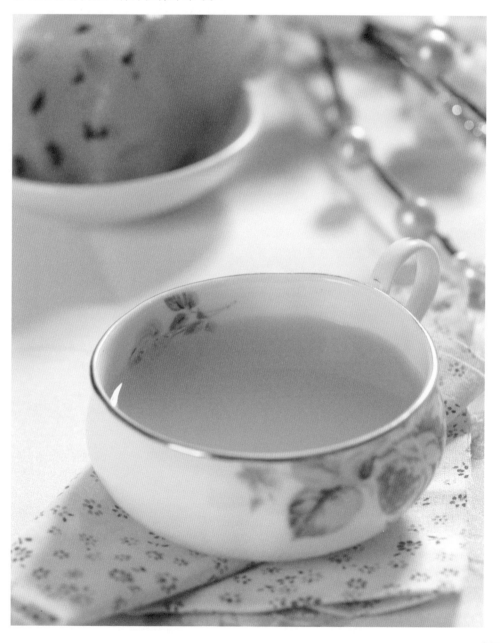

## 🍴 山楂是调节血脂的佳品

○ 降脂解密 ○

1. 山楂中含有的总黄酮有扩张血管和持久降压的作用。

2. 山楂中的膳食纤维和有机酸具有清脂和加速排解体内废物的功效。

○ 营养成分 ○

| 营养成分<br>每100克含量 | 糖类 | 蛋白质 | 脂肪 | 膳食纤维 | 热量 |
|---|---|---|---|---|---|
| | 22克 | 0.5克 | 0.6克 | 3.1克 | 95千卡 |

○ 降脂吃法 ○

生吃，炖煮。但要注意，山楂不能吃太多，尤其是胃酸过多、胃溃疡的高脂血症人群。

○ 最佳降脂组合 ○

山楂 + 丹参：降脂减肥。

山楂 + 菊花：降血压，扩张血管。

○ 食疗菜谱 ○

关键词：扩张血管、降脂降压。

# 山楂荷叶茶

材料 干山楂 30 克，干荷叶 12 克。

做法

将两者一起放入锅中，加水 500 毫升，大火煮沸后，用小火煎煮 20 分钟，滤渣取汁即可饮用。

**营养有道**

山楂和荷叶都是降血脂和血压的好食材，对预防高脂血症、肥胖症、高血压、动脉粥样硬化等疾病有好处。但是对于胃肠功能弱的人应慎服。

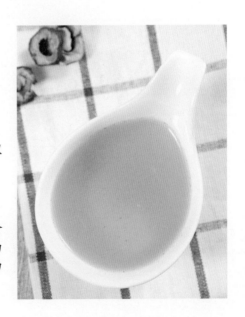

# 陈皮山楂水

**材料** 陈皮 5 克，干山楂 10 克。

**做法**

❶ 将干山楂洗净，放入锅中，加适量水煮至汤色变深。

❷ 将陈皮放入锅中，再煮一会儿即可。

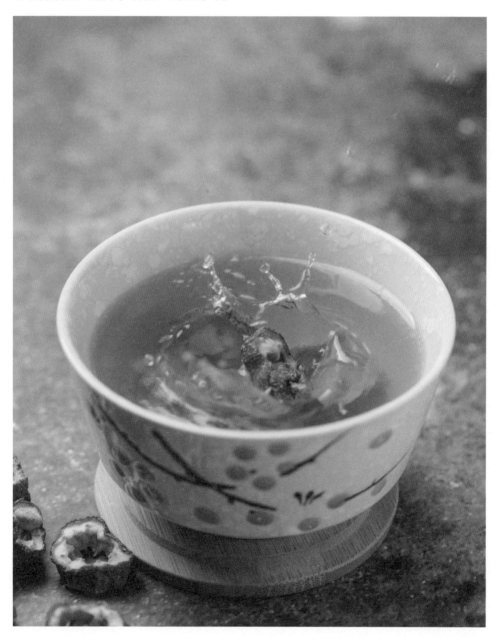

## 梨降脂解腻

梨富含的膳食纤维，可降低血清胆固醇含量，有助于减肥和降脂。

◦ 营养成分 ◦

| 营养成分<br>每100克含量 | 糖类 | 蛋白质 | 脂肪 | 膳食纤维 | 热量 |
|---|---|---|---|---|---|
| | 10.2克 | 0.4克 | 0.2克 | 3.1克 | 44千卡 |

◦ 降脂吃法 ◦

生吃，榨汁或炖煮梨汤。

◦ 最佳降脂组合 ◦

梨 + 核桃：补充营养。

梨 + 银耳：降脂减肥。

◦ 食疗菜谱 ◦

关键词：降脂减肥。

# 梨藕汁

**材料** 梨1个，新鲜莲藕100克。

**做法**

梨去皮、核，切小块；莲藕去皮，切小块，与梨块一起放入榨汁机，加入适量白开水，榨汁后过滤一下即可饮用。

**营养有道**

梨藕汁中含有大量的黏液蛋白和膳食纤维，这些物质可以与人体内部的胆酸盐和胆固醇以及甘油三酯等物质中合，并让这些成分随人类的大便排出体外，进而帮助降低血脂。

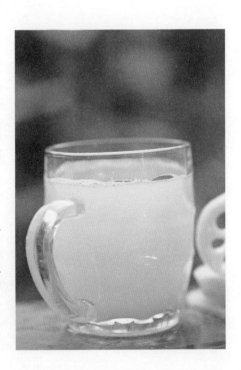

# 火龙果银耳雪梨汤

**材料** 火龙果 1 个，银耳 30 克，雪梨 200 克，青豆 15 克，枸杞子 15 粒。

**做法**

❶ 银耳用清水泡发，择洗干净，撕成小朵；火龙果取果肉，切块，外皮待用；雪梨去皮和核，切成块。

❷ 将火龙果果肉块、雪梨块同银耳一起放入锅中，加适量清水，用小火炖 1 小时。

❸ 将青豆和枸杞子煮熟后捞出。

❹ 将炖好的汤盛入火龙果外皮中，撒上青豆、枸杞子即可。

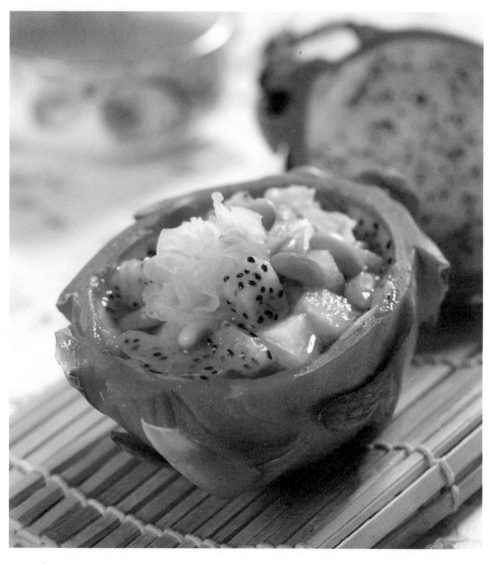

## 香蕉降脂降压，促进胃肠蠕动

### ○ 降脂解密 ○

香蕉中含有丰富的钾，这种物质可以预防血压升高，也能清理血液中的胆固醇，净化血液，保护血管。

### ○ 营养成分 ○

| 营养成分<br>每100克含量 | 糖类 | 蛋白质 | 脂肪 | 膳食纤维 | 热量 |
|---|---|---|---|---|---|
| | 19.5克 | 1.2克 | 0.5克 | 0.9克 | 91千卡 |

### ○ 降脂吃法 ○

直接食用、煮汤、榨汁等均可，但是不宜空腹食用，也不宜吃太多。

### ○ 最佳降脂组合 ○

香蕉+燕麦：提高体内血清素含量，改善睡眠。

### ○ 食疗菜谱 ○

关键词：清理血液垃圾。

# 玉米须西瓜香蕉汤

**材料** 玉米须60克，西瓜皮200克，香蕉3根。

**做法**

❶ 将玉米须洗净；西瓜皮洗净，切块；香蕉去皮。

❷ 将材料一起放入砂锅内，加清水4碗，用小火煲至1碗即可。

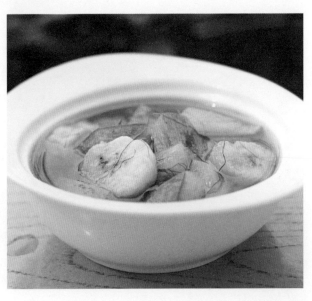

# 牛奶香蕉汁

【材料】 香蕉 1 根，牛奶 200 毫升。

【做法】

❶ 香蕉去皮，切段，放入果汁机。

❷ 倒入牛奶，启动果汁机，打几秒钟即可。

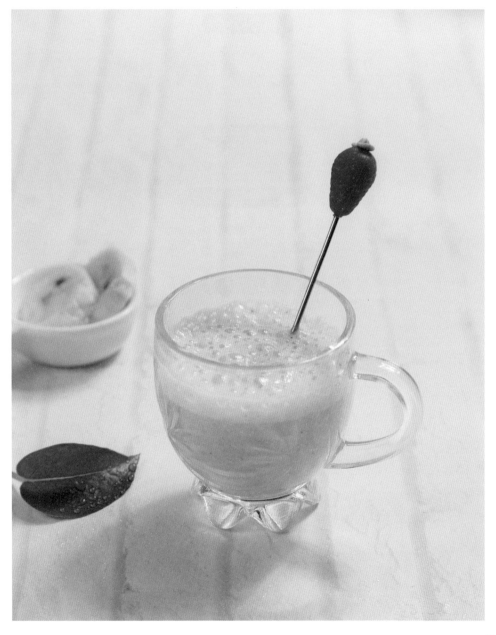

## 🖐 猕猴桃降低血中胆固醇

◦ 降脂解密 ◦

1.猕猴桃含有丰富的维生素C，能够促进血液循环，降低血液胆固醇和甘油三酯。

2.猕猴桃还含有精氨酸等物质，有助于预防动脉粥样硬化、冠心病以及心肌梗死等心血管疾病。

◦ 营养成分 ◦

| 营养成分<br>每100克含量 | 糖类 | 蛋白质 | 脂肪 | 膳食纤维 | 热量 |
|---|---|---|---|---|---|
| | 11.9克 | 0.8克 | 0.6克 | 2.6克 | 56千卡 |

◦ 降脂吃法 ◦

直接食用，榨汁，煲汤。

◦ 最佳降脂组合 ◦

猕猴桃 + 酸奶：促进肠道健康，减肥。

猕猴桃 + 蜂蜜：促进胃肠蠕动，改善便秘。

◦ 食疗菜谱 ◦

关键词：补充维生素 C、降低胆固醇。

# 猕猴桃果肉饮

**材料** 猕猴桃 200 克，开水 1 杯。

**做法**

❶ 猕猴桃去皮，切块，捣烂成泥。

❷ 开水凉凉，倒入捣烂的猕猴桃泥中，搅拌均匀即可饮用。

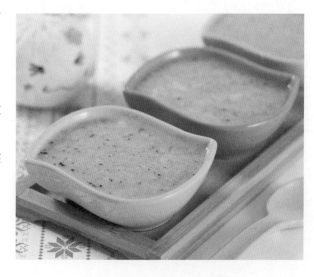

# 猕猴桃银耳羹

**材料** 猕猴桃 100 克，水发银耳 50 克。

**做法**

❶ 将猕猴桃去皮，洗净，切片；水发银耳择洗干净，撕成小片。

❷ 锅置火上，放入银耳，加适量清水，煮至银耳熟烂，再加入猕猴桃片，煮沸即可。

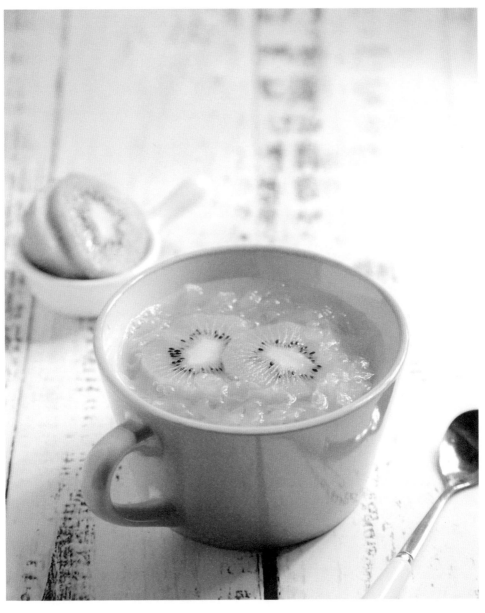

## 西瓜是软化血管的盛夏佳品

### 降脂解密

西瓜中含有多种氨基酸、丰富的维生素 C 等物质，能降低血脂，软化血管，有助于预防心血管疾病。

### 营养成分

| 营养成分<br>每100克含量 | 糖类 | 蛋白质 | 脂肪 | 膳食纤维 | 热量 |
|---|---|---|---|---|---|
| | 5.5克 | 0.6克 | 0.1克 | 0.3克 | 25千卡 |

### 降脂吃法

生吃，榨汁，西瓜皮也可以做菜。但要注意西瓜含糖量高，所以高脂血症并发糖尿病的患者不建议食用。

### 最佳降脂组合

西瓜 + 薄荷：软化血管。

西瓜 + 梨：清理血液垃圾。

### 食疗菜谱

关键词：软化血管、补充维生素 C。

# 西瓜

**材料** 西瓜 1 个。

**做法**

洗净外皮，将西瓜切块食用。

**营养有道**

西瓜营养丰富，且不含有脂肪和胆固醇，患高脂血症的人可以适当食用，但最好在夏季食用。

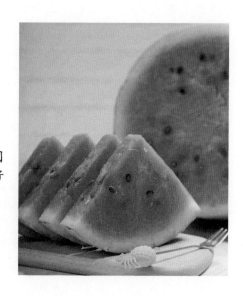

# 西瓜汁

**材料** 西瓜半个。

**做法**

❶ 将西瓜洗净，去皮和籽，切成小块。

❷ 将西瓜块放入料理机中打成汁，倒入杯中即可饮用。

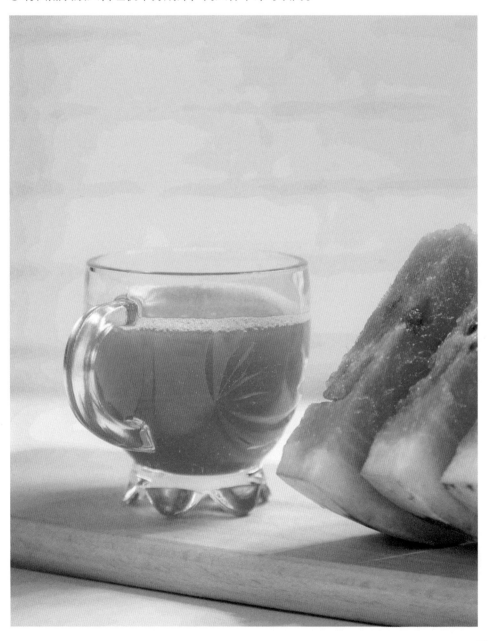

## 🦴 橙子增强毛细血管弹性

1. 橙子中丰富的维生素 C 能够加速胆固醇转化，降低血液中的血脂含量。

2. 橙子中的维生素 P 则能防止维生素 C 被氧化，增强维生素 C 的效果，还能增强毛细血管壁的弹性。

3. 橙子中所含的类黄酮和柠檬素成分可以增加血液中的高密度脂蛋白含量，降低低密度脂蛋白的含量，从而减少患高脂血症的概率。

○ 营养成分 ○

| 营养成分<br>每100克含量 | 糖类 | 蛋白质 | 脂肪 | 膳食纤维 | 热量 |
|---|---|---|---|---|---|
| | 11.1克 | 0.8克 | 0克 | 0.6克 | 47千卡 |

○ 降脂吃法 ○

生吃，榨汁。

○ 最佳降脂组合 ○

橙子 + 柑橘：促进维生素 C 吸收，增强免疫力。

橙子 + 猕猴桃：降低热量，降脂。

○ 食疗菜谱 ○

关键词：补充维生素 C、降血脂。

# 香橙汁

**材料** 橙子 2 个。

**做法**

❶ 橙子去皮、筋，切小块。

❷ 将橙子块倒入榨汁机内，加适量温开水，搅打成汁即可。

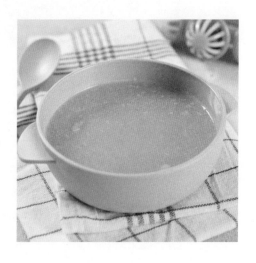

## 🍇 葡萄清理血液垃圾，增强免疫力

1. 葡萄中含有的黄酮类物质，能清理血液垃圾，防止胆固醇斑块的形成。

2. 葡萄皮中含有比葡萄肉和籽中更丰富的白藜芦醇，具有降血脂、抗血栓、预防动脉硬化、增强免疫力等作用。

○ 营养成分 ○

| 营养成分<br>每100克含量 | 糖类 | 蛋白质 | 脂肪 | 膳食纤维 | 热量 |
|---|---|---|---|---|---|
| | 9.9克 | 0.5克 | 0.2克 | 0.4克 | 43千卡 |

○ 降脂吃法 ○

生吃即可，也可煮粥、榨汁。建议葡萄连皮和籽一起食用，对心脏的保护作用更佳。

○ 最佳降脂组合 ○

葡萄 + 糯米：营养美味。

葡萄 + 山楂：降血脂。

○ 食疗菜谱 ○

关键词：清理血液垃圾、降血脂、增强免疫力。

# 鲜葡萄粥

**材料** 葡萄粒 30 克，大米 50 克。

**做法**

❶ 将大米淘洗干净，放入锅中，加水 1000 毫升煮粥。

❷ 粥半熟未稠时，放入洗净的葡萄粒，再煮至粥稠即可。

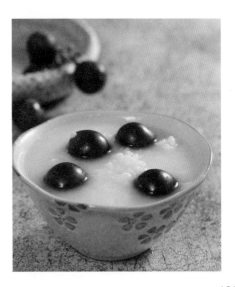

# 🌡 肉禽、水产、蛋奶类

## 🔧 鸡肉保护心血管

### ○ 降脂解密 ○

1. 鸡肉中的脂肪含量比较低，且蛋白质丰富，容易消化吸收，适合高脂血症人群食用。

2. 鸡肉中的脂肪多为不饱和脂肪酸，可降低低密度脂蛋白胆固醇的含量，保护心血管。

### ○ 营养成分 ○

| 营养成分<br>每100克含量 | 糖类 | 蛋白质 | 脂肪 | 膳食纤维 | 热量 |
|---|---|---|---|---|---|
| | 1.3克 | 19.3克 | 9.4克 | 0克 | 698千卡 |

### ○ 降脂吃法 ○

热炒，炖汤，凉拌。但注意去除鸡皮，鸡皮胆固醇较高，不利于血脂稳定。

### ○ 最佳降脂组合 ○

鸡肉 + 菜心：促进代谢。

鸡肉 + 豆角：降脂减肥。

### ○ 食疗菜谱 ○

关键词：减低胆固醇、保护心脑血管。

# 凉拌五彩鸡丝

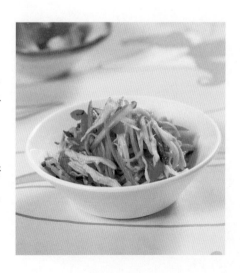

**材料** 鸡胸肉 100 克，土豆、洋葱、胡萝卜、黄瓜、红椒各 1 个，香油、醋、盐、蒜蓉各适量。

**做法**

❶ 将鸡胸肉洗净，放入锅中煮熟，捞出后撕成鸡丝，备用；将其他食材洗净，去皮后切丝，余熟后过凉水。

❷ 将所有食材放入碗中，加调料拌匀即可。

# 天麻炖鸡汤

**材料** 母鸡 1 只，天麻 10 克，姜片、盐各适量。

**做法**

❶ 将天麻洗净，切片。

❷ 将母鸡收拾干净，再把姜片放入鸡腹中，放入炖锅，加入适量清水和盐，用大火煮沸后再改用小火炖至鸡肉烂熟。

❸ 把天麻片放入鸡腹中，再炖 10 分钟即可。

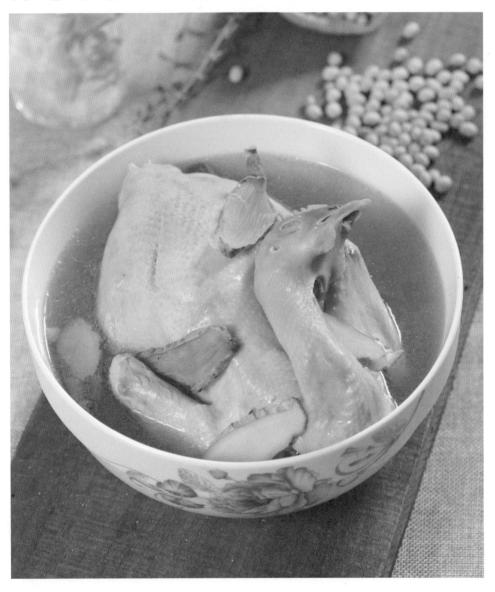

## 🦆 鸭肉降低胆固醇，预防心脑血管疾病

### ◦ 降脂解密 ◦

鸭肉中含有丰富的蛋白质和不饱和脂肪酸，有降低胆固醇的作用，对防治心脑血管疾病有益。

### ◦ 营养成分 ◦

| 营养成分<br>每100克含量 | 糖类 | 蛋白质 | 脂肪 | 膳食纤维 | 热量 |
|---|---|---|---|---|---|
| | 0.2克 | 15.5克 | 7.5克 | 0克 | 134千卡 |

### ◦ 降脂吃法 ◦

炖汤、煮粥均可。

### ◦ 最佳降脂组合 ◦

鸭肉 + 山药：降低胆固醇，滋补身体。
鸭肉 + 玉米：补充不饱和脂肪酸，利水消肿。

### ◦ 食疗菜谱 ◦

关键词：降低胆固醇。

# 玉米老鸭汤

**材料** 玉米2根，老鸭1只，姜1块，葱1根，盐适量。

**做法**

❶ 玉米斩段；老鸭剖好斩块；姜去皮，切片；葱切段。

❷ 砂锅烧水，待水沸时，将老鸭块汆烫，捞出洗净血水。

❸ 在砂锅中加入老鸭块、玉米段、姜片、再加入清水，煲2个小时后调入盐、加少许葱段即可食用。

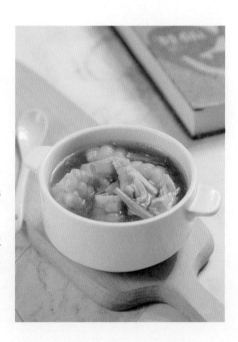

# 香芋薏仁鸭肉

**材料** 芋头 400 克，鸭肉 200 克，薏米 50 克，枸杞子 15 克，莲子（干）8 颗，牛奶 50 克，姜 20 克，盐适量。

**做法**

❶ 将薏米、莲子用水冲洗一下，放进盆里加清水浸泡；枸杞子冲净，加清水浸泡 10 分钟。

❷ 给芋头去皮，切 2 厘米左右的滚刀块；姜洗净，刮掉外皮，切片。

❸ 鸭肉洗净，剁成小块。烧一锅水，水开了之后放进鸭肉块煮 2~3 分钟，等血水全部煮出来了，用筷子夹出肉块。

❹ 把鸭肉块、芋头块、姜片、薏米放入砂锅里，倒入适量水，大火煮沸后转中小火炖 30 分钟，等芋头、鸭肉都炖软了，放盐、莲子、枸杞子，再炖 20 分钟，倒入牛奶搅匀即可。

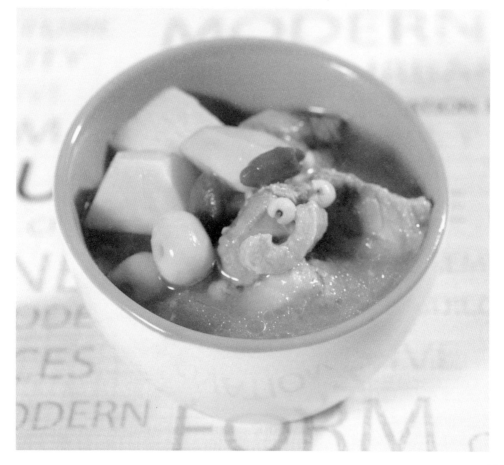

## 🥩 牛肉软化血管

牛肉中脂肪含量很低，且富含亚油酸，有助于降低血液中的胆固醇，软化血管，促进血液循环。

○ 营养成分 ○

| 营养成分<br>每100克含量 | 糖类 | 蛋白质 | 脂肪 | 膳食纤维 | 热量 |
|---|---|---|---|---|---|
| | 2克 | 19.9克 | 4.2克 | 0克 | 125千卡 |

○ 降脂吃法 ○

炖煮，烹炒。

○ 最佳降脂组合 ○

牛肉＋南瓜：降脂降压。
牛肉＋白菜：软化血管。
牛肉＋白萝卜：促进血液循环。

○ 食疗菜谱 ○

关键词：降血脂。

# 熟地黄牛肉汤

**材料** 熟地黄30克，当归15克，红枣10颗，牛肉500克，姜、盐各适量。

**做法**

❶ 将牛肉洗净，切块，入沸水氽烫；姜洗净后切片。

❷ 所有材料一起倒入砂锅中，加入适量清水，大火煮沸后改用小火慢炖2小时左右，加入盐调味即可。

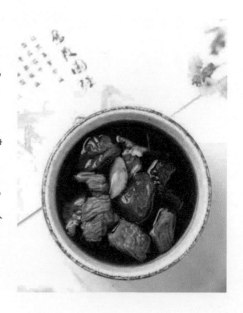

# 西红柿春笋手打牛肉丸

**材料** 西红柿 200 克，春笋 100 克，牛肉馅 300 克，鸡蛋 1 个，葱末、姜末各 10 克，生抽 20 克，白胡椒粉 5 克，小苏打 5 克，植物油适量。

**做法**

❶ 西红柿洗净，切块；春笋去老皮，洗净，切块，焯水备用。

❷ 将鸡蛋打入牛肉馅中，加入白胡椒粉、葱末、姜末和适量清水，顺着一个方向搅匀，随后加入一些小苏打，继续搅拌至肉馅上劲。

❸ 锅里面加适量水烧开，然后关火，挤入丸子，丸子全部挤好后，开火汆至丸子全部浮起，捞出来备用。汆丸子的汤不要倒掉。

❹ 另起锅，放少许油加热到微微冒烟，然后放入西红柿块翻炒到汤汁有些渗出，加生抽、春笋块和汆丸子的汤，最后放入牛肉丸，翻一翻，用中火收汁，装碗后稍作装饰即可。

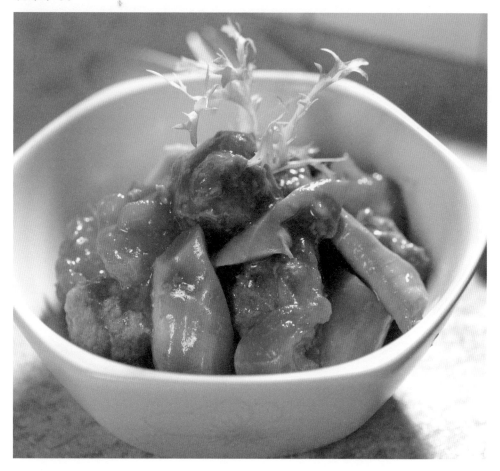

## 鲫鱼能够清除血管壁上的胆固醇

○ 降脂解密 ○

1. 鲫鱼含有丰富的蛋白质，且脂肪含量较少，适合高脂血症人群食用。

2. 鲫鱼中富含 DHA，可以帮助补充 ω–3 脂肪酸，避免因 ω–3 脂肪酸不足而引发的心血管疾病。

○ 营养成分 ○

| 营养成分<br>每100克含量 | 糖类 | 蛋白质 | 脂肪 | 膳食纤维 | 热量 |
|---|---|---|---|---|---|
| | 3.8克 | 17.1克 | 2.7克 | 0克 | 108千卡 |

○ 降脂吃法 ○

炖煮。

○ 最佳降脂组合 ○

鲫鱼 + 豆腐：降脂减肥。

鲫鱼 + 黑木耳：降脂，清理血管垃圾。

○ 食疗菜谱 ○

关键词：营养身体、降血脂。

# 鲫鱼砂仁汤

**材料** 净鲫鱼1条，砂仁、陈皮各3克，香菜20克，姜片10克，盐、植物油各适量。

**做法**

❶ 将鲫鱼洗净，备用。

❷ 油锅烧热，放入鲫鱼两面煎黄，加水煲汤，煮成乳白色。

❸ 鱼汤中加砂仁、陈皮、香菜、姜片，再煮5分钟加盐调味即可。

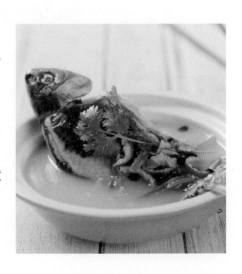

# 归芪鲫鱼汤

**材料** 鲫鱼 1 条（半斤），当归 10 克，黄芪 15 克，盐少许。

**做法**

❶ 将鲫鱼洗净，去内脏和鱼鳞。

❷ 锅内倒水，加入鲫鱼与当归、黄芪同煮至熟，最后加盐调味即可。

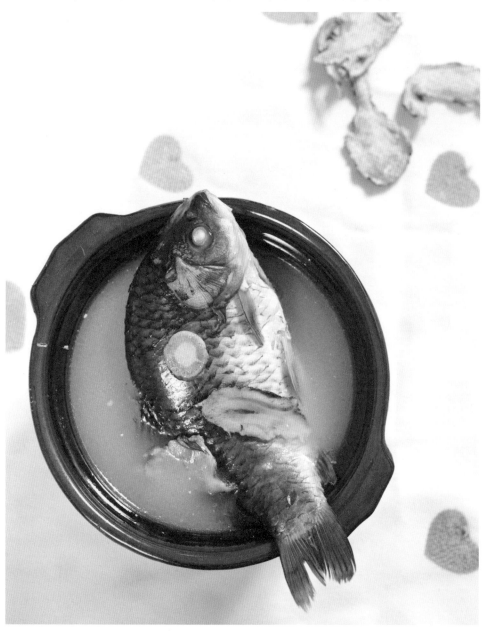

## 🦐 鲤鱼是避免脂肪堆积的家常鱼

**◦ 降脂解密 ◦**

虽然鲤鱼脂肪含量较高，但大部分脂肪是不饱和脂肪酸，能降低血液中的甘油三酯水平，并能升高高密度脂蛋白胆固醇，增强血管弹性，帮助排除血管"垃圾"。

**◦ 营养成分 ◦**

| 营养成分<br>每100克含量 | 糖类 | 蛋白质 | 脂肪 | 膳食纤维 | 热量 |
|---|---|---|---|---|---|
| | 0.5克 | 17.6克 | 4.1克 | 0克 | 109千卡 |

**◦ 降脂吃法 ◦**

清炖。

**◦ 最佳降脂组合 ◦**

鲤鱼 + 白菜：补充营养，提供优质蛋白。

鲤鱼 + 黄瓜：帮助消化，增强血管弹性。

**◦ 食疗菜谱 ◦**

关键词：降脂、清血液垃圾。

# 鱼片粥

**材料** 鲤鱼肉 100 克，大米 100 克，盐、姜丝、葱花、胡椒粉各适量。

**做法**

❶ 将鲤鱼肉去鳞及大刺，洗净，切成薄片，待用。

❷ 将大米淘洗干净，放入锅中，加水和姜丝煮成粥。

❸ 粥熟时放入鱼肉片，烧沸，加入盐、胡椒粉搅匀，撒上葱花即可。

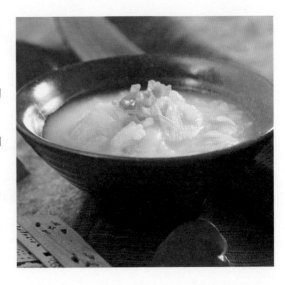

# 黄芪鲤鱼汤

**材料** 生黄芪 60 克，鲤鱼 1 条，葱末、姜末各适量，盐少许。

**做法**

❶ 先将鲤鱼处理干净。

❷ 将鲤鱼与生黄芪及适量清水一起倒入大锅内，加入葱末、姜末，撒入盐，大火煮开后改用小火慢炖 30 分钟左右即可。

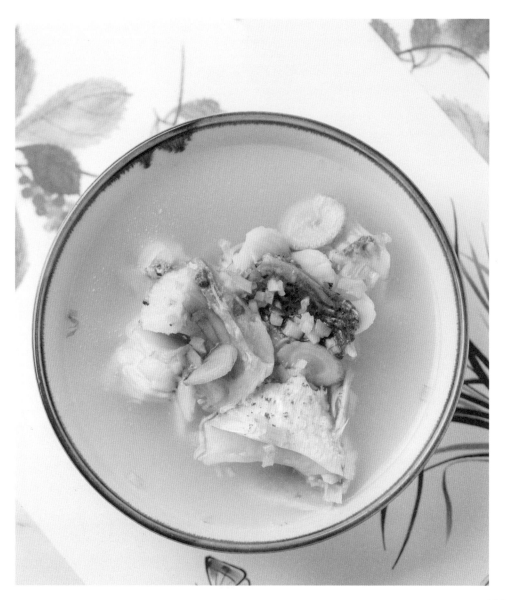

### 🐟 鳕鱼保护心血管

鳕鱼中含有丰富的蛋白质、维生素 A、维生素 D、钙、镁、硒等营养成分，其中镁元素有利于预防高血压、心肌梗死等心血管疾病，对心血管系统有很好的保护作用。

○ 营养成分 ○

| 营养成分<br>每100克含量 | 糖类 | 蛋白质 | 脂肪 | 膳食纤维 | 热量 |
|---|---|---|---|---|---|
| | 0.5克 | 20.4克 | 0.5克 | 0克 | 88千卡 |

○ 降脂吃法 ○

清蒸、煮粥。

○ 最佳降脂组合 ○

鳕鱼 + 豆腐：补钙，降脂。

○ 食疗菜谱 ○

关键词：保护血管。

# 鳕鱼豆腐羹

**材料** 鳕鱼1片，盒装豆腐1盒，香菜末、芹菜末、葱花各5克，枸杞子少许，姜2片，料酒、盐、水淀粉、胡椒粉、高汤各适量。

**做法**

❶ 鳕鱼洗净，放蒸盘内，加葱花、姜片、枸杞子及料酒先蒸熟，再将鱼肉挑出。

❷ 豆腐切丁，放入高汤内，煮开后加盐调味并加水淀粉勾芡，接着放鳕鱼。

❸ 熄火盛出后再撒胡椒粉，并放香菜末和芹菜末，食用时拌匀。

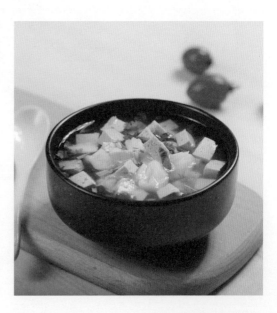

# 西蓝花蚝香蒸鳕鱼

**材料** 西蓝花 300 克，鳕鱼 1 片，蚝油、料酒、植物油各适量，盐少许。

**做法**

❶ 鳕鱼洗净，用料酒、盐腌制 15 分钟，上锅蒸熟。

❷ 西蓝花掰成小朵，洗净，放开水锅中汆烫，捞出摆在鳕鱼周边。

❸ 油锅烧热，下蚝油炒匀，浇在鳕鱼西蓝花上即可。

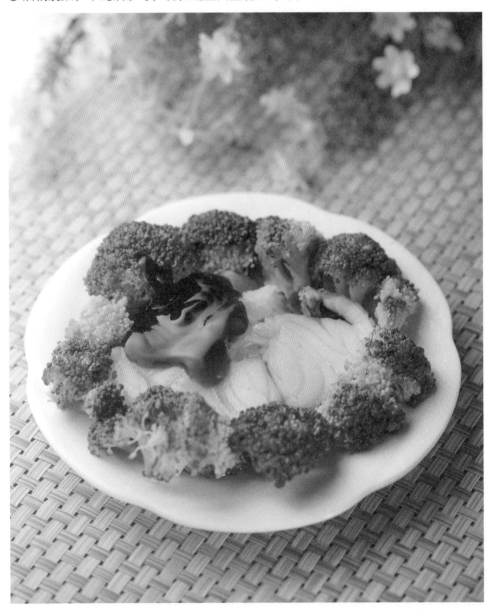

## 🥄 海带促胆固醇排泄，预防动脉硬化

### ◦ 降脂解密 ◦

海带中含有丰富的胶体纤维，能显著降低血清胆固醇，防止高胆固醇血症的形成，起到降血脂、维护心血管正常功能的作用。

### ◦ 营养成分 ◦

| 营养成分<br>每100克含量 | 糖类 | 蛋白质 | 脂肪 | 膳食纤维 | 热量 |
|---|---|---|---|---|---|
| | 1.6克 | 1.2克 | 0.1克 | 0.5克 | 12千卡 |

### ◦ 降脂吃法 ◦

凉拌、炒食、炖煮均可。

### ◦ 最佳降脂组合 ◦

海带 + 芝麻：改善血液循环，促进新陈代谢，降低胆固醇。

海带 + 黑木耳：降脂降压，减肥。

海带 + 紫菜：去脂减肥。

### ◦ 食疗菜谱 ◦

关键词：降压、降脂、降糖。

# 黄豆海带汤

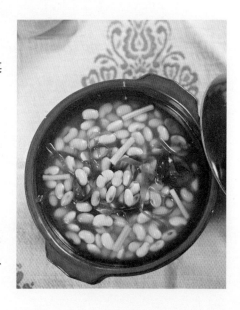

**材料** 黄豆 200 克，水发海带 30 克，芹菜 60 克，盐、香油各适量。

**做法**

❶ 黄豆洗净，浸泡 2 小时；海带洗净，切丝；芹菜择洗干净，切段。

❷ 三者共同煮汤，熟后放入盐及香油即可。

**营养有道**

黄豆、海带都是富含钾、钙的食物，芹菜降脂效果明显。适用于各种类型的高脂血症患者。

# 海带冬瓜薏米汤

**材料** 水发海带 50 克，冬瓜 500 克，炒白扁豆 25 克，薏米 50 克，盐适量。

**做法**

❶ 冬瓜去皮，切块；海带洗净，切条；炒白扁豆、薏米分别洗净、浸泡 4 小时。

❷ 将泡好的炒白扁豆、薏米与海带条一起放入锅中，加水煲至将熟，再放入冬瓜块，继续煲 20 分钟，最后加盐调味即可。

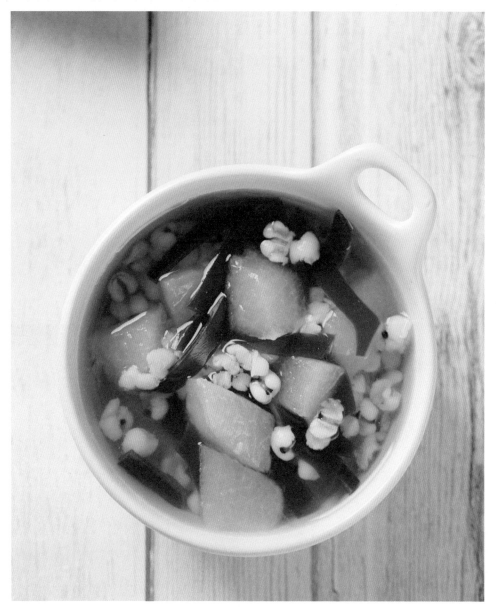

## 🍲 紫菜（干）是降血脂、抗辐射的圣品

○ 降脂解密 ○

紫菜中含有的牛磺酸，有助于促进胆固醇分解，降低血清中的有害胆固醇含量。

○ 营养成分 ○

| 营养成分<br>每100克含量 | 糖类 | 蛋白质 | 脂肪 | 膳食纤维 | 热量 |
|---|---|---|---|---|---|
| | 22.5克 | 26.7克 | 1.1克 | 21.6克 | 207千卡 |

○ 降脂吃法 ○

煮汤食用。

○ 最佳降脂组合 ○

紫菜 + 鸡蛋：均衡营养。

紫菜 + 豆腐：促进胆固醇分解。

○ 食疗菜谱 ○

关键词：帮助营养吸收、降血脂。

# 紫菜黄瓜鸡蛋汤

**材料** 干紫菜1小块，黄瓜1小段，鸡蛋2个，盐、白胡椒粉各少许。

**做法**

❶ 黄瓜洗净，一分为二，然后切成薄片；干紫菜用水泡软；鸡蛋磕入碗里，用筷子搅散。

❷ 锅内放入适量水，加入盐、白胡椒粉，烧开后放入紫菜，倒入鸡蛋液，用勺子搅开成蛋花，最后放入黄瓜片稍微煮几秒钟即可。

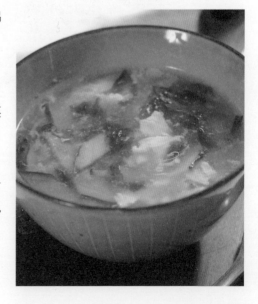

# 家常紫菜汤

**材料** 紫菜 20 克，虾皮 15 克，鸡蛋 1 个，葱花少许，盐、香油、植物油各适量。

**做法**

❶ 紫菜洗净，撕碎；虾皮洗净，将两者一起放入碗中，加清水泡好；鸡蛋打成蛋液。

❷ 油锅烧热，放入葱花爆香，再倒入适量水烧开，加入盐，均匀淋入鸡蛋液搅散，当形成蛋花浮起后，加香油调味，再放入泡好的紫菜和虾皮，煮熟即可。

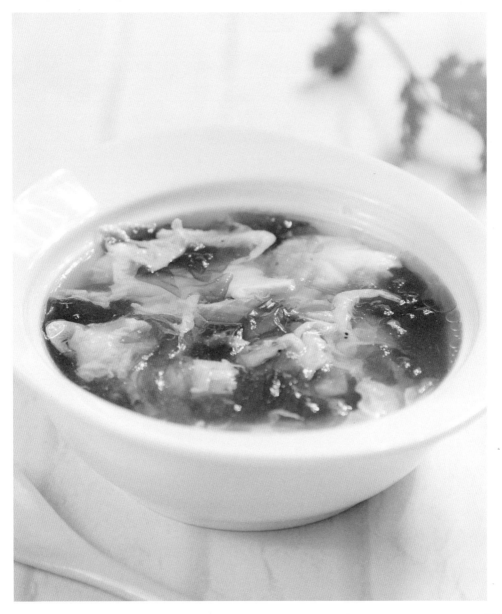

# 其他类

## 菊花是消脂解腻的养生饮品

### ○ 降脂解密 ○

菊花是一种"兼容性"很好的保健食材，且含有丰富的胆碱、菊苷、黄酮类化合物、维生素 E 等营养成分，对改善血脂有好处，是低热量的茶饮之选。

### ○ 营养成分 ○

| 营养成分<br>每100克含量 | 糖类 | 蛋白质 | 脂肪 | 膳食纤维 | 热量 |
|---|---|---|---|---|---|
| | 47.1克 | 6克 | 3.3克 | 15.9克 | 242千卡 |

### ○ 降脂吃法 ○

泡茶、煮粥。

### ○ 最佳降脂组合 ○

菊花 + 山楂：开胃消食、增加食欲、保护血管。
菊花 + 决明子：降血脂、保护血管、减肥。
菊花 + 枸杞：保护眼睛。

### ○ 食疗菜谱 ○

关键词：降脂减肥。

# 菊花决明饮

**材料** 菊花 15 克，石决明 30 克。

**做法**

❶ 将石决明放入砂锅中，加水煎 30 分钟。

❷ 放入菊花，再煎 5 分钟，去渣取汁，分 3 次饮服。

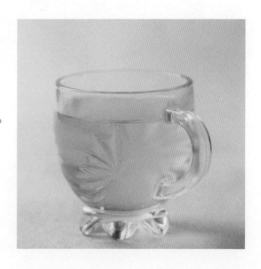

# 菊花茶

材料 菊花 20 克。

做法

❶ 将菊花放入杯中。

❷ 用沸水冲泡，加盖后过 10 分钟即可。

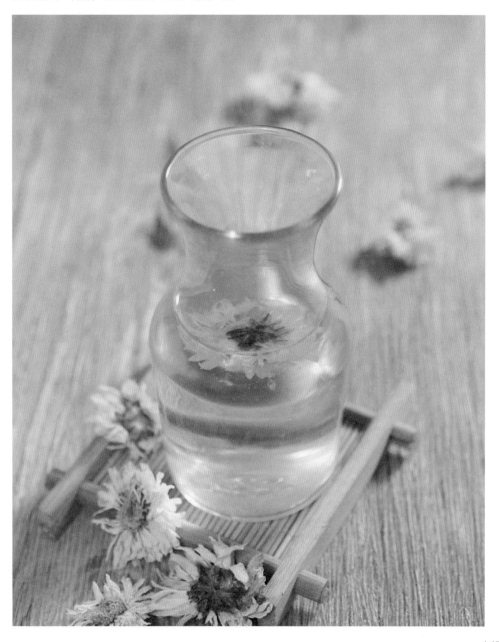

# 醋软化血管

○ 降脂解密 ○

醋有助于将体内过多的脂肪消耗掉，帮助促进血液循环，用来搭配一些降脂食物效果更佳。

○ 营养成分 ○

| 营养成分<br>每100克含量 | 糖类 | 蛋白质 | 脂肪 | 膳食纤维 | 热量 |
|---|---|---|---|---|---|
| | 4.9克 | 2.1克 | 0.3克 | 0克 | 31千卡 |

○ 降脂吃法 ○

醋可以用来泡黄豆、花生，经常食用，对降血脂、软化血管有好处。但有胃炎、胃溃疡的患者应少食或不食。

○ 最佳降脂组合 ○

醋 + 黄豆：降血脂。

醋 + 花生：软化血管。

○ 食疗菜谱 ○

关键词：软化血管、抗氧化。

# 油醋蔬菜沙拉

**材料** 芝麻菜 150 克，生菜 150 克，小西红柿 10 个，黄瓜 100 克，淡盐水少许，油醋汁适量。

**做法**

❶ 芝麻菜洗干净，沥干水分，切成段；小西红柿去蒂，用淡盐水浸泡 10 分钟左右，捞出，对半切开；黄瓜洗干净，斜切成薄片；生菜洗净。

❷ 把上述材料放入盘中，加油醋汁拌匀即可。

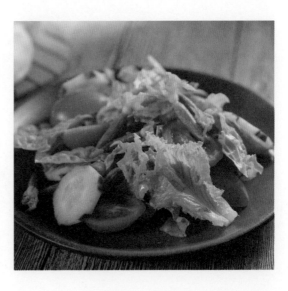

# 醋泡黄豆生姜

材料 黄豆小半碗，姜5片，陈醋适量。

**做法**

将黄豆洗净，与姜片一起装入碗中，倒入陈醋浸泡数日。

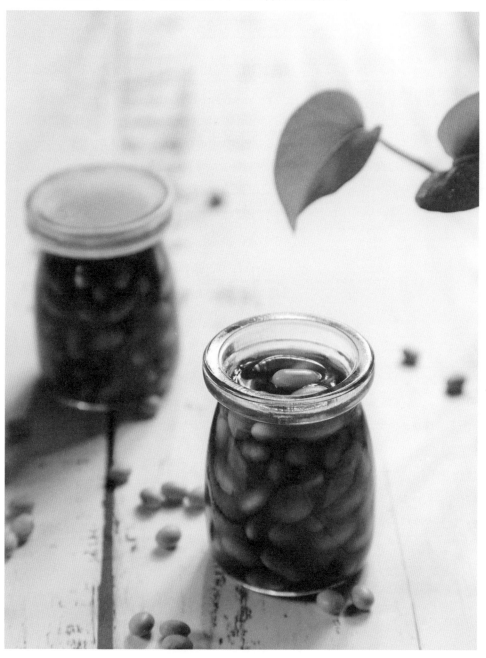

## 🌱 生姜保护血管健康

生姜所含的生姜酚能抑制前列腺素合成，不仅能减少胆固醇的生成，还能促使其排出体外，保护血管，降低血脂。

○ 营养成分 ○

| 营养成分<br>每100克含量 | 糖类 | 蛋白质 | 脂肪 | 膳食纤维 | 热量 |
|---|---|---|---|---|---|
| | 8克 | 1克 | 1克 | 3克 | 41千卡 |

○ 降脂吃法 ○

平时烹制食物都可放一些姜。

○ 最佳降脂组合 ○

生姜＋陈皮：增加食欲。

生姜＋醋：促进血液循环。

○ 食疗菜谱 ○

关键词：杀菌、护肝、减少胆固醇。

# 生姜陈皮粥

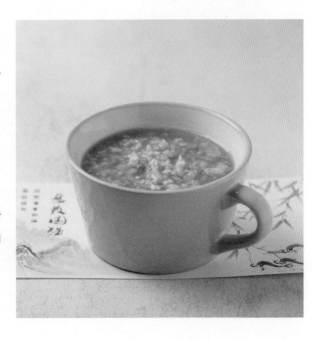

**材料** 生姜、干姜、陈皮各10克，粳米50克。

**做法**

❶ 生姜洗净，切成末；干姜、陈皮、粳米分别洗净。

❷ 将上述原料一起放入锅中，加入适量清水，大火煮沸，转小火熬煮至粥熟，捞出陈皮即可食用。

# 生姜粥

**材料** 生姜 15 克，粳米 100 克。

**做法**

❶ 将生姜洗净，切末。

❷ 将粳米淘洗干净，与姜末一起入锅，加水，大火煮沸后改用小火煮成粥即可。

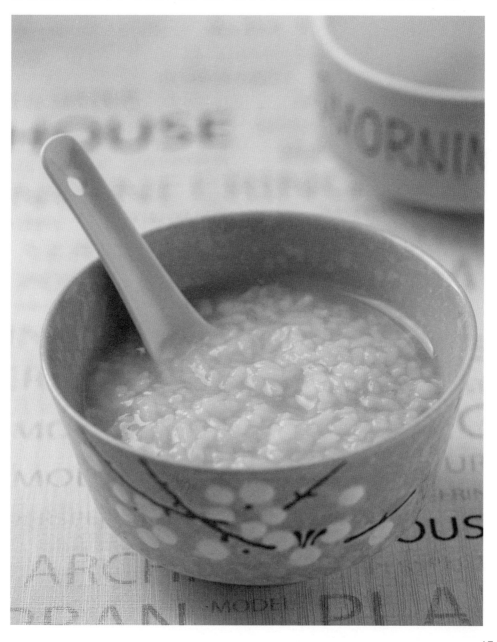

## 🧄 蒜防癌降脂

○ 降脂解密 ○

1. 蒜中含有的蒜素能降低体内胆固醇水平，保护血管健康。

2. 蒜还含有一种蒜新激素的硫化物，可以减少血中胆固醇，防止血栓形成。

○ 营养成分 ○

| 营养成分<br>每100克含量 | 糖类 | 蛋白质 | 脂肪 | 膳食纤维 | 热量 |
|---|---|---|---|---|---|
| | 5.2克 | 1.7克 | 0.3克 | 1.3克 | 138千卡 |

○ 降脂吃法 ○

生吃或烹饪中作为辅料。

○ 最佳降脂组合 ○

蒜 + 茼蒿：低脂低热，降脂减肥。

蒜 + 洋葱：降脂抗癌。

蒜 + 醋：降脂降压。

○ 食疗菜谱 ○

关键词：杀菌、降脂、减少胆固醇。

# 蒜香芦笋

材料 芦笋 300 克，蒜 5 瓣，橄榄油、蚝油各适量。

做法

❶ 芦笋洗净，去老皮，切段，放入开水中焯熟，捞出沥干水分，放在盘中；蒜洗净，捣成蒜蓉。

❷ 油锅烧热，加入蒜蓉、蚝油拌炒，蒜蓉呈金黄色即起锅，淋至芦笋上即可。

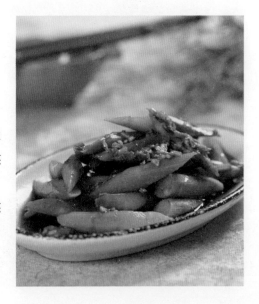

# 第 四 章

## 除了"管住嘴", 还要坚持"迈开腿"

运动可以使机体热量消耗增多，并使与血脂代谢有关的某些酶活性增加，比如脂蛋白酶活性增加，可以降低血脂水平。此外，运动还可以促进新陈代谢、肌肉的增长以及抗衰老，帮助消耗胆固醇。也就是说，长期有规律的健身运动，对血脂有明显的调节作用。本章就为大家详细讲解通过运动降低血脂的方法。

# 第一，合理运动辅助降血脂

## 注意运动强度，量力而行

高脂血症患者在运动时，不要与他人比较，更不能逞强，要根据自身的身体状况来确定运动量，量力而行。

对于高脂血症等慢性病患者，最适宜采用强度小但运动时间偏长的运动，这样可以保证人体吸入足够的氧气，有助于更多地消耗脂肪。轻微而短暂的运动对高脂血症、低高密度脂蛋白胆固醇血症以及肥胖者并无裨益。

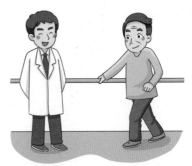

特殊的高脂血症患者要在医生指导下进行运动

### 专家有话说

#### 如何判断运动强度是否合适

一般，判断运动强度通常根据我们运动时的心率脉搏、呼吸频率、身体反应来综合判断。

1.心率脉搏：明显感觉到心跳加快，但运动时心率多少才适合自己呢？

心率=（220-年龄）×（60%~85%）

青少年：130~150次/分钟

健康成年人：110~140次/分钟

中老年体弱者：100~120次/分钟

身体状况欠佳时：低于120次/分钟

身体状况良好时：可达到140次/分钟

2.呼吸：呼吸频率不方便计算，所以主观上判断即可。在运动过程中明显感觉到呼吸急促，但是能够和他人正常讲话、交流，此时的运动强度适宜。如果上气不接下气，无法与他人进行正常交谈，则说明运动强度过大。

3.身体反应：合适的运动强度是我们在运动的时候身体轻微出汗，头面潮湿，周身发热，精神处于较兴奋状态，运动肢体的肌群出现酸、胀、沉重和轻度疲劳的感觉，但不是肌肉酸痛、颤动、感觉很累的程度。

154

## 掌握运动时间，贵在坚持

要想降低血脂，就一定要坚持运动，不能半途而废，也不能三天打鱼两天晒网。每天按照计划坚持运动，才能最有效地降低血脂。

**运动时间：**控制在每次 30~45 分钟，上午 10 点左右和下午 4~5 点为宜。

## 制订运动计划，循序渐进

高脂血症患者在运动的时候应结合自身的病症，制订合理的运动计划，循序渐进，逐渐改变运动方式或增加运动量，切不可操之过急。因为运动过度反而对健康有害，甚至会引发危险。运动方式可根据自己的情况及环境而定。

## 特殊情况减少或禁止运动

**高脂血症患者合并下列疾病时可在医生指导下适量运动：**
- 轻度高血压；
- 肥胖；
- 糖尿病；
- 无症状性冠心病。

**高脂血症患者合并下列疾病时应尽量减少运动量，并在医疗监护下进行运动：**
- 室壁瘤；
- 未能控制的糖尿病；
- 甲状腺功能亢进；
- 肝、肾功能损害；
- 频发室性早搏和心房颤动；
- 肥厚型梗阻性心肌病、扩张型心肌病和明显的心脏肥大。

**高脂血症患者合并下列疾病时禁止运动：**
- 重度高血压；
- 严重糖尿病；
- 不稳定型心绞痛；
- 充血性心力衰竭；
- 急性心肌梗死急性期；
- 肝、肾功能不全；
- 严重的室性和室上性心律失常。

# 第二，勿久坐，办公场所多活动

有人说久坐是最温柔的"慢性自杀"。因为长期久坐既伤身又伤心。对于一些"上班族"高脂血症患者来说，久坐更不利于身体健康。我认识的李会计就是这样一位白领"久坐族"，工作的时候，经常一坐就是几个小时。有时候忙着月底核算更是连去厕所、去倒杯水的时间都没有。

长时间的久坐，容易造成脂肪堆积，同时还会造成血液循环减缓，久而久之使心脏机能衰退，引起心肌萎缩。所以，在办公间歇一定要尽可能抽出几分钟时间活动一下。

## 🌡 办公时刻增加活动量

1.上班过程中坐公交、地铁，尽量只站不坐。

2.开车上班，尽量将车停得远一点，增加走路进办公室的机会，时刻提醒自己多走路。

3.下班后，可以早一点下车，走路回家，不放过任何时间段锻炼。

4.在办公室，即使坐着也不忘记收小腹。腹式呼吸增加腹部肌肉和呼吸系统的锻炼。

5.增加起身倒水、去厕所的次数。多喝水，多走路，办公锻炼两不误。

6.多走楼梯：如果办公地楼层不高，可以考虑少乘电梯，多走楼梯。

7.吃完午饭，别直接坐在办公位上，还可以活动一下，到外面走走，晒晒太阳。有条件的单位，可以一起打一打羽毛球，或者在公司健身场所健身。

## 🌡 简单办公室降脂小动作

### 动作一：背部拉伸

**具体操作：**

1.站在椅子后面，慢慢调整呼吸。上半身慢慢向下弯曲，双手搭在椅子背上，直到上半身与下半身成90度，收紧下巴，闭上眼睛，手腕尽量向前伸，拉伸头部、肩膀、背部、腰部的肌肉。

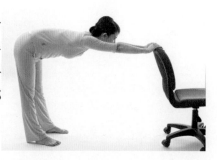

2. 保持上面的动作，进行深呼吸，头部向下，与身体、手臂平行。尽量把身体向前伸展。保持 30 秒，慢慢把身体恢复到站立状态，放松下来。重复上组动作 3 次。

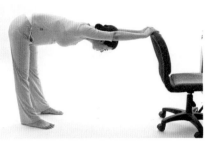

## 动作二：左右转体运动

**具体操作：**

1. 坐在椅子上，身体稍微前倾，头部和上身向左转动；右臂越过胸前，尽量向左侧延展（如果做不到这一点，可以尽量将左手放在左侧大腿上），左手扶在椅子靠背上；扭转身体的时候，双脚平放在地板上不要动。

2. 保持扭动姿势 20 秒，重复 3 次，然后换另一侧重复相同动作。

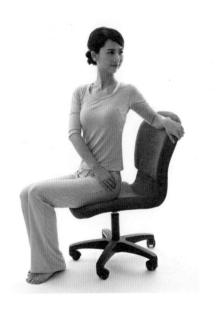
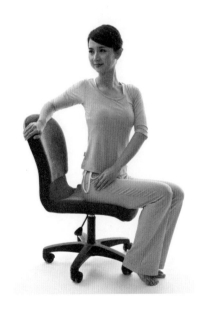

## 动作三：坐姿腿部伸展

**具体操作：**

1. 端坐在椅子上，挺直腰杆，双手自然放在身体两侧。

2. 吸气，左脚慢慢抬起，向前伸展，保持左腿与地面平行，脚向身体回收绷紧，保持与腿 90 度，感觉小腿和大腿后侧的肌肉拉紧。保持动作 15 秒。然后，右脚也同样地进行上述动作。左右各 2 次，每次保持 15 秒。

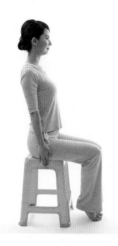
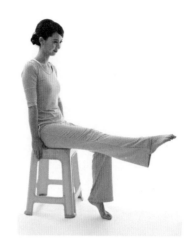

## 动作四：坐椅后仰

**具体操作：**

1.坐于椅子前端，双手伸直，向后搭在椅背两边，与肩部同宽。

2.吸气，身体向后仰，头、颈部后仰，感觉整个脊柱尽量向后拉伸，吐气身体回正，停留10秒，做20组。

**注意：** 用力不要过猛，避免后仰摔倒。

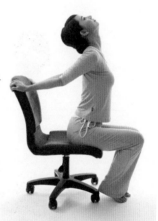

## 动作五：站姿扭腰运动

**具体操作：**

站姿，双脚打开与肩同宽，腰背挺直，收腹，站稳。双手叉腰，吸气时，运用胯部的力量，由左向右摇动，呼气时由右向左摆动，一呼一吸为1次，连续做10~20次。

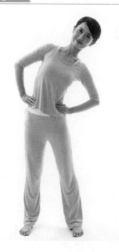
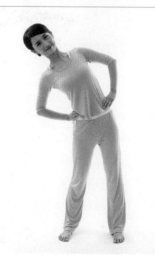

# 第三，家务劳动，玩出花样的降脂运动

如果平时没有时间进行专门的运动锻炼，也不要放弃每一个运动的机会，因为对于高脂血症患者来说做家务也是不错的锻炼方式。做家务活要达到运动的效果，就需要将家务活转化为运动，用正确的姿势做家务，这样既不会伤身体，又可以活动身体、消耗能量，达到降脂保健的目的！

## 吃完饭去刷碗：锻炼身体灵活度

吃完饭，别直接在沙发上"葛优瘫"，一定要记得饭后洗碗。因为洗碗的时候也是在锻炼身体，洗碗时多是上肢在用力，可以锻炼手指与手臂的灵活度，同时可以在洗碗的过程中左右活动腰部，这样的花样洗碗方式，可以消耗更多的能量。

## 打扫拖地：劳逸结合心情好

扫地和拖地是一个全身的活动，可以消耗能量，减少脂肪堆积，促进血液循环，预防动脉硬化。同时，在扫地、拖地的过程中，肯定要来回走动，活动了身体的各个关节。而且屋子打扫得干净了，心情也会变得美好，真的是劳逸结合。

## 遛狗、买菜、倒垃圾

遛狗、买菜、倒垃圾是生活中免不了的常务，同时也是走路运动的一个好机会。既可以帮你搞定没时间散步，又可以作为防病养生的好习惯。简单易操作，与散步健身接近，无形中增加了活动量，达到了减肥降脂的目的。

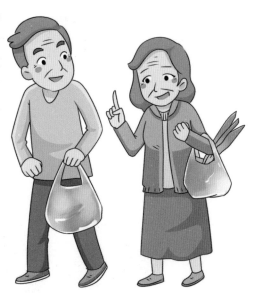

结伴买菜既锻炼了身体，又可以放松心情

159

# 第四，有氧锻炼，轻松搞定降脂计划

## 散步

散步，是一种安全、舒适的运动方式，对于高脂血症等慢性病患者来说最合适不过，每天坚持散步对降低血脂很有帮助，同时还能预防动脉粥样硬化、冠心病。

**地点：**选择小区、公园、林间小路最好。

**时间：**每天2~3次，每次30分钟，微微出汗即可。每周3~5次即可。

**速度：**匀速即可，切勿着急，走得过快。

***注意事项：***

动作幅度不宜过大，要根据自身情况来选择增减运动强度和时间。

**具体操作：**

散步看似简单，但是也要保持正确的动作要领，才能达到运动效果。首先散步前，应使身体自然放松，适当活动肢体，调匀呼吸。散步时背要直，肩要平，精神饱满，抬头挺胸，目视前方，步履轻松，精神从容和缓。

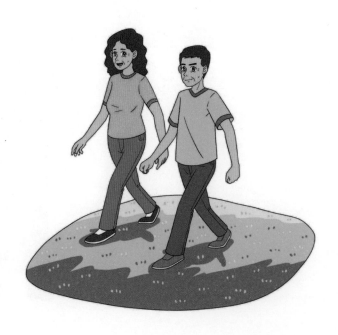

经常散步有助于减肥降脂

## 🌡 快步走

快步走能够消耗身体里的能量，将血液中多余的脂肪排出体外，对降血脂的作用简单直接且快速。

---

**地点：**公园、小区、林间小路等。

**时间：**坚持每天30分钟，可一次走完，也可根据个人时间分2~3次累计完成。

**速度：**行走的速度要根据自身的体能状态决定，以每分钟120~140步、心率120次左右为宜，强度以微汗、微喘、可交谈、走完后感觉轻微劳累为最佳。

**注意事项：**

快步走时必须特别注意身体状况，感到不舒服就要停止。膝关节不好的高脂血症患者不宜快走。快步走结束后，应进行放松活动至少10分钟。

---

**具体操作：**

1.快步走时，要跨大步，速度快；挺胸抬头，肩部放松，收紧腹部，头部、颈部和背部自然伸直，让肩和臀保持在同一条与地面垂直的直线上，否则会增加腰部的负担。

2.双臂前后自然摆动，肘部轻松地弯曲90度，手握空拳。每跨一步，按照先脚跟、再脚掌、然后脚尖的顺序着地，两只脚的步伐应成一直线。

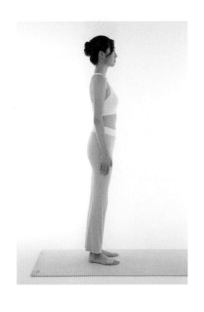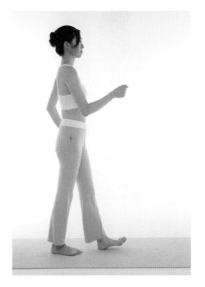

# 慢跑

慢跑是一种简单的运动方法，在没有其他并发症出现的情况下，高脂血症患者可以选择中距离的慢跑运动对减肥降脂很有帮助。

> **地点：** 选择操场、公园等空气较为清新、路面平坦的地区。
>
> **时间：** 每天跑20~30分钟，每周至少跑3次。
>
> **速度：** 跑步速度控制在150米/分钟，不要忽快忽慢，需要匀速前行。
>
> **注意事项：**
>
> 每个人的体质不同，高脂血症患者要根据自己的身体状况合理安排；运动频率、强度和时间在运动开始前最好做一些热身动作，活动四肢关节；注意要循序渐进，开始时慢跑距离不宜太长，逐渐增加运动量。

**具体操作：**

1. 慢跑前进行简单的热身动作。

2. 开始慢跑时，腿部动作应该放松，一条腿后蹬时，另一条腿屈膝前摆，小腿自然放松，依靠大腿的前摆动作，带动髋部向前上方摆出。以脚跟先着地，然后迅速过渡到前脚掌着地。自然摆臂，两臂各弯曲约成90度，两手半握拳，前摆时稍向内，后摆时稍向外。慢跑时，呼吸要深长有节奏，可以两步一呼一吸，也可以三步一呼一吸。

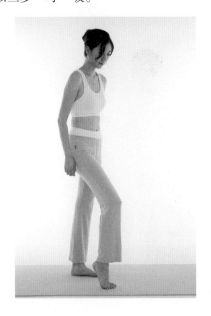
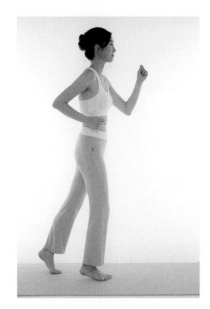

## 游泳

游泳是大多数人认同的一种减肥降脂的运动项目。游泳对心血管系统的改善有相当重要的作用。冷水的刺激通过热量调节作用与新陈代谢能促进血液循环，对锻炼心脏功能有好处。同时，游泳池的水温常为 26~28℃，身体在水中浸泡散热快，耗能大，为尽快补充身体散发出的热量，以供冷热平衡的需要，神经系统便快速做出反应，使人体新陈代谢加快，增强人体对外界的适应能力，利于降血脂。

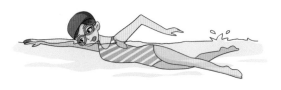

> 　　地点：游泳馆。
>
> 　　时间：一般来说10~15分钟最合适。
>
> **注意事项：**
> 　　游泳的时候要注意水温，下水前，要先做热身运动，然后用池水淋淋身体，等身体适应水温后再下水。对于年纪大的高脂血症患者要注意不要滑倒。

**具体操作：**

初学游泳的人，如果不能自学，就找一个会游泳的人，或者报班学习吧，这样动作会更加标准，也更安全。

## 爬山

爬山能增加能量消耗，消耗体内多余脂肪，有极好的降脂作用。爬山运动还可以有效地增强人体腰和腿部的力量，加强人体速度、耐力、身体协调性的平衡，增强心肺功能，提高免疫力，延缓人体衰老。

> 　　地点：选择不太陡峭的山，风景优美的缓坡。
>
> 　　时间：每周2~3次为宜。
>
> **注意事项：**
> 　　在爬山的运动中要注意保护自己，要规避开较险的山路，速度不要太快，慢速、长时间地运动才能更有效地消耗脂肪，降低血脂。

## 🌡 健身操

健身操是融合体操、音乐、舞蹈于一体的运动项目，具有改善体质、增进健康、塑造体型、控制体重、愉悦精神、陶冶情操的良好作用，适合高脂血症人群选择。

> **地点**：室内，公园、广场。
>
> **时间**：每周3~4天，每次时间40~60分钟。
>
> ***注意事项：***
>
> 跳健身操开始前要做热身，做一些适当的拉伸；同时穿戴有弹性的运动衣和运动鞋，尤其是初学者和中老年人群，以免肌肉突然拉伤。初学者在进行时要循序渐进，采取步伐走动的方式，让身体充分适应。开始不要做太长时间，以10分钟为宜。

## 🌡 骑自行车

经常骑自行车，除了能增强消化功能，增进食欲，促进血液循环和新陈代谢外，还能提高中老年高脂血症患者的心肺功能。通常，骑自行车适宜病情较轻、体质较好的高患者（年龄小于60岁）。

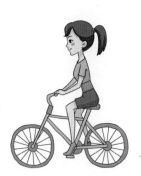

> **地点**：郊野公园、林间小路。
>
> **时间**：每次骑行30~40分钟即可，以下午或傍晚骑较好。
>
> **速度**：可根据个人的体质合理调整。
>
> ***注意事项：***
>
> 骑自行车时，要注意正确的骑车姿势，脚踩踏板时，脚的位置一定要均匀用力，如果脚的位置不当，力量不均匀，容易使踝关节和膝关节发生疼痛。同时，还要调整好自行车鞍座的高度和把手的高度。

## 🌡 太极拳

太极拳是一种身心兼修的练拳健身运动，可以锻炼身体的柔韧性和协调性，同时还能调养精神，宁心静气。长期进行锻炼还能加强血液和淋巴的循环，减少体内的瘀血，加快血液流通，促进新陈代谢，降低血脂。

地点：室内、公园。

时间：每天练习30~45分钟即可，如果觉得中途很累，就停下来休息。

**注意事项：**

练习太极拳要注意衣着舒适，精神平和，放松自然，动作要灵活。

## 八段锦

八段锦，是我国民间流传的一种以八节动作组合而成的保健操，运动量适中，操作简单，不受环境场地的限制，有助于降低血脂，预防心脑血脑疾病。

地点：室内、公园。

时间：在清晨或者晚饭后1小时后进行，每周3~4次。

**注意事项：**

锻炼前可以适当喝一些温水，然后慢慢进行。衣着需要舒适宽松。

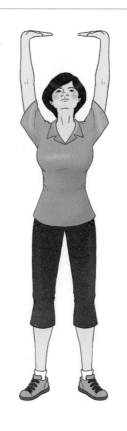

**具体操作：**

1. 双手托天理三焦：自然站立，两脚平开，与肩同宽，含胸收腹，腰脊放松。双手自体侧缓缓举至头顶，转掌心向上，用力向上托举，脚跟亦随双手的托举而起落。

2. 左右开弓似射雕：左脚向左侧横开半步，右脚向右侧横开半步，身体下蹲成骑马步，展肩扩胸，左右手如同拉弓射箭式。左右调换练习数十次。

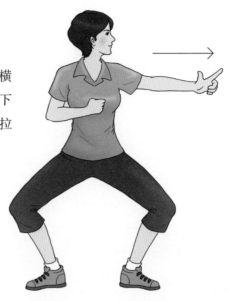

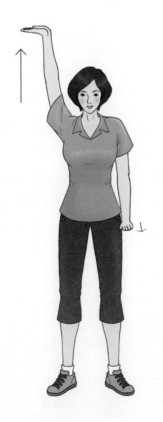

3. 调理脾胃须单举：自然站立，右手缓缓自体侧上举至头，翻转掌心向上，并向右外方用力举托，同时左手下按。举按数次后，换手操作，唯方向相反。

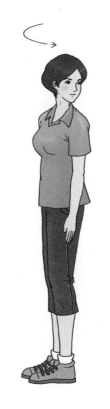

4.五劳七伤往后瞧：自然站立，双脚并拢，双手自然下垂，头部微微向左转动，稍停顿后，缓缓转正，再缓缓转向右侧，目视右后方稍停顿，转正。如此数十次。

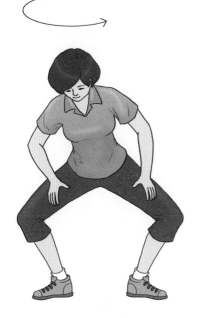

5.摇头摆尾去心火：下蹲成"骑马步"，上身前俯，双手按在大腿内侧，双肘外撑。以腰为轴，将躯干划弧摇转，臀部向右下方撑劲，目视右足尖；稍停顿后，随即向相反方向，划弧摇至右前方。反复数十次。

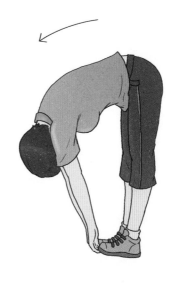

6.两手攀足固肾腰：松静站立，两脚并拢。两臂平举自体侧缓缓抬起至头顶上方，转掌心朝上，向上做托举。稍停顿，两腿绷直，以腰为轴，身体前俯，双手顺势攀脚尖，稍做停顿，将身体缓缓直起，反复数十次。

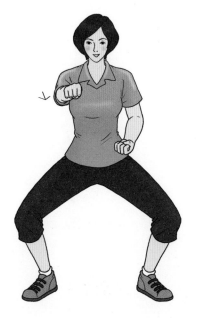

7.攒拳怒目增力气：两脚横开，两膝下蹲，呈"骑马步"。双手握拳，拳眼向下。右拳向前方击出，目视右拳击出方向，左拳同时后拉。反之亦然。反复数十次。

8.背后七颠把病消：两脚并拢，两腿直立，身体放松，顺势将两脚跟向上提起，稍做停顿，将两脚跟下落着地。反复练习数十次。

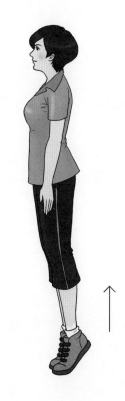

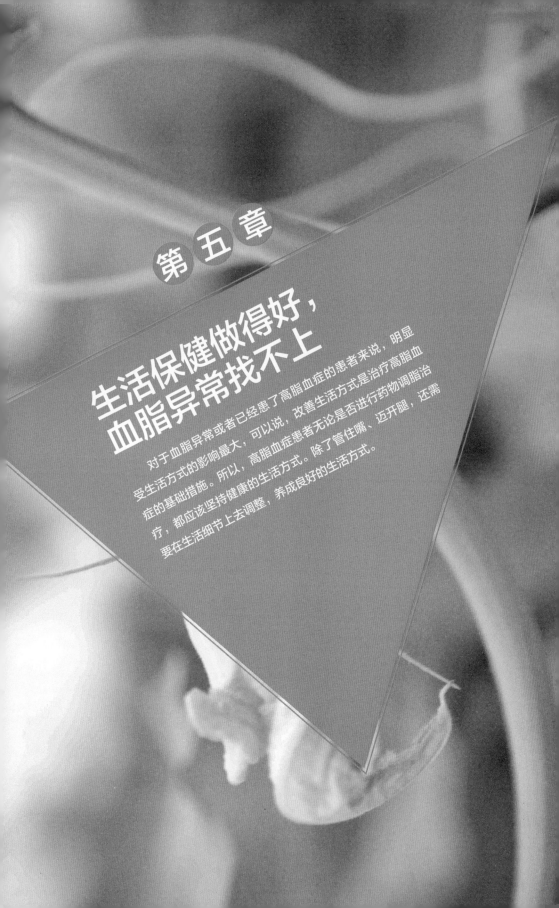

第 五 章

# 生活保健做得好，
# 血脂异常找不上

对于血脂异常或者已经患了高脂血症的患者来说，明显
受生活方式的影响最大，可以说，改善生活方式是治疗高脂血
症的基础措施。所以，高脂血症患者无论是否进行药物调脂治
疗，都应该坚持健康的生活方式。除了管住嘴、迈开腿，还需
要在生活细节上去调整，养成良好的生活方式。

# 第一，得了高脂血症，科学饮水降低血液黏稠度

水是人的生命之源，约占人体组成的 70%。一般情况下，人体维持机体运转所需水量约为 2500 毫升，我们每天通过食物、代谢等方式获得水量约为 1200 毫升，其余的 1300 毫升水，就需通过饮水摄取。

摄入足够的水分，肝脏才能充分发挥其代谢功能，体内的脂肪才更容易被分解。如果体内水分长期不足，就会导致血液中水的含量减少，血液黏稠度增高，导致血细胞聚集性增高，变形性减弱，就容易出现血脂异常。所以，掌握科学的饮水方法对高脂血症患者大有益处。

对于高脂血症患者来说除了每天保持充足的饮水量，还需要注意在三个特殊时段补水。

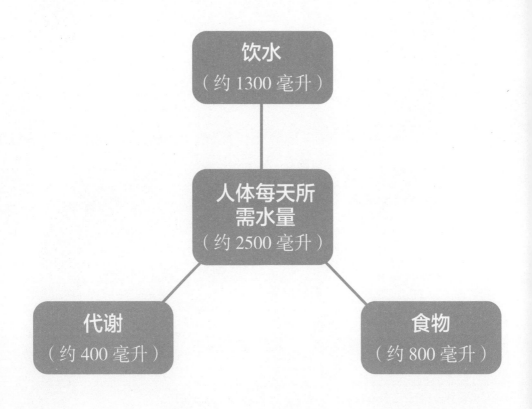

饮水
（约 1300 毫升）

人体每天所
需水量
（约 2500 毫升）

代谢
（约 400 毫升）

食物
（约 800 毫升）

## 🌡 晨起喝水

大多数人早晨起床后，会有口干舌燥的感觉，一方面是因为体内太长时间没有进水，另一方面是因为晚上睡觉时身体会消耗不少水分。所以，建议起床后饮水150~200毫升温水，冲刷肠胃，稀释血液，降低血液黏稠度。

尤其对于高脂血症患者来说，晨起的一杯温水必不可少，可以在一定程度上起到提高基础代谢率、促进机体代谢的目的，能有效地增加血容量，促进血液循环，防止心血管疾病的发生。

## 🌡 睡前喝水

晚上睡觉前，对于高脂血症患者来说也需要喝水。因为睡眠期间，身体几乎处于一种静态，机体的代谢会变慢，所以为了保障夜间生理性需水，保障血液循环顺畅，降低血液黏稠度，高脂血症患者睡前2小时最好饮一杯水，饮水量在150毫升左右即可。

## 🌡 运动后喝水

运动后，应少量多饮水，而不是无顾忌地大口满饮。特别是高脂血症患者，血液黏稠度较一般人要高，运动后急着大口饮水，会使血液浓度骤然下降，易出现头晕、目眩等症状。因此，建议高脂血症患者运动后小口慢饮。

## *Tips:* 每日喝水时间表（仅供参考）

| 喝水时间 | 降脂重点 |
| --- | --- |
| 第一杯 6:30~7:30 | 补充身体水分，净化血液 |
| 第二杯 8:30 | 提升活力，排毒 |
| 第三杯 10:30~11:30 | 增加饱腹感 |
| 第四杯 13:30 | 促进胃肠消化 |
| 第五杯 15:30 | 提神醒脑，胃肠排毒 |
| 第六杯 17:30 | 缓解疲劳 |
| 第七杯 19:00 | 促进血液循环 |
| 第八杯 20:30 | 调节血液浓度，预防血液黏稠 |

# 第二，科学睡眠有助血脂正常

睡眠，是缓解疲劳和让身体自我修整的一种方式，尤其睡眠质量更是影响着我们的工作与生活。对高脂血症等心血管疾病患者来说，睡眠时也是心脏病发作的高峰时间段。所以高脂血症人群更要科学睡眠，保证睡眠质量。

## 避免睡太多或睡太少

一般来说，高脂血症患者健康的睡眠时长应该是 7~8 小时。如果由于熬夜、失眠，而导致睡眠不足 6 小时，或者全天睡眠超过 9 个小时，则会对血管造成很大伤害，增大发病概率。

### 睡太久：容易发生卒中

每天睡眠超过 9 小时的人发生卒中的危险比睡 7 小时的人要增加 70%。老年人的血液黏稠度比较高，如果睡眠时间过长，就会导致血液黏稠度增加，诱发卒中等脑血管疾病。

### 睡太少：容易长胖

有研究表明，每天睡眠时间少于 5 小时的人，比睡 7 小时以上的人体重多了 5 千克！与每天睡 8 小时的人相比，每天睡眠时间低于 5 小时的人发生心脏病的概率增加 40%。

## 选对枕头：忌太高或太软

### 枕头太高：减慢血流量

高脂血症人群，尤其是中老年人本身血液黏稠，血流速度会比正常人慢。睡眠时血液循环会更慢，会导致头部的血流量减少。这很可能导致大脑供血供氧不足，出现头晕脑涨的症状。

建议：高脂血症人群在选择枕头时不能过高，高度以一拳多一点最为适合。

### 枕头太软：不利于血液循环

枕头太软，易造成头皮压迫面积大，不利于血液循环，同时透气性也不好，存在呼吸安全隐患。

建议：选择荞麦或者小米壳材质的枕头，尽量不选择棉花枕头。

## 正确睡姿，身心顺畅

好的睡眠得利于正确的睡姿，因为正确的睡姿能够保证身体放松，呼吸顺畅。

一般建议正确的睡觉姿势为：尽量右侧卧，偶尔变换左侧卧。因为右侧卧的睡姿，能让身体肌肉、骨头都得到自然放松，体内脏器也处于自然位置，这样睡觉有利于消减疲劳，保持气道通畅。对于高脂血症患者来说尽量减少左侧卧睡姿，因为左侧卧的姿势容易让心脏受到压迫，加重心脏负担，影响血液循环。

## 🌡 天气转冷，被子不能太厚

到了秋冬季，天气逐渐变冷，很多人开始加厚被子，但是建议高脂血症患者不要盖过于厚重的被子。因为除了影响呼吸和各器官供氧外，更可能会使全身血液循环受阻，血流变慢，导致大脑缺氧，甚至出现供血障碍，严重时可能引起颅内压增高，甚至诱发脑卒中。

## 🌡 睡前不宜吃太饱

睡前或者晚餐吃太多，食物不能充分消化，上床睡觉后胃肠蠕动增强，大量的血液流向肠胃，导致流向头部与心脏的血液相对减少，容易造成心脑血管供血不足。对高脂血症患者来说，这会增大诱发脑梗死、冠心病的概率。

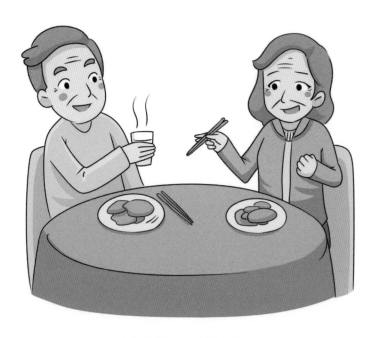

注意晚餐不要吃得太饱

# 第三，注意季节养护，降脂更轻松

我们知道饮食、运动、年龄这些都是常见的影响血脂的因素，但其实季节变化也是影响血脂的危险因素之一。研究结果发现：人体的血清胆固醇水平在冬季最高，夏季最低；血清甘油三酯水平在春季最高，秋季最低。所以，对于高脂血症的患者来说，注意季节变化，做好养护，也能降血脂。

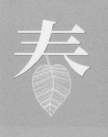

春季生机勃勃，高脂血症患者需要通过适度运动来增加机体活力，多到户外走动，多晒太阳。另外，春季早晚温差大，气温反复，所以高脂血症患者还要注意保暖，避免受寒。同时保证睡眠，避免熬夜。

夏季天气炎热，高脂血症患者需要多饮水，但是切记不能贪凉，例如喝凉水、食冷饮，这些都不利于血脂水平。而且要注意午休，夏季人体也会感到困倦，所以需要午休半小时左右，为下午的精神积蓄更多的能量。

秋季应该注重调整精神，身体放松，培养乐观情绪，保持心理平衡。早睡早起，坚持运动锻炼活动筋骨。此外，秋季天气转凉要注意做好防护，适量增减衣物。

冬季应早睡晚起，使身心得到调养，还要注意保暖，尤其是头部、背部和足部的保暖。在饮食上，可以根据个人情况适当进补，提高机体免疫力。

174

# 第四，戒烟，改善脂质代谢

吸烟会引起或加重血脂异常，影响血脂代谢，容易诱发冠心病、心肌梗死。有研究证明，吸烟人群的血清总胆固醇的水平明显高于非吸烟者，并且吸烟者的血清中高密度脂蛋白胆固醇（好胆固醇）水平明显降低。可见，吸烟越多，发生高脂血症，甚至并发症的概率越高。所以，高脂血症患者戒烟势在必行，同时还应远离二手烟环境。

戒烟过程也许会很艰难，但是一定要坚持，不能半路放弃。

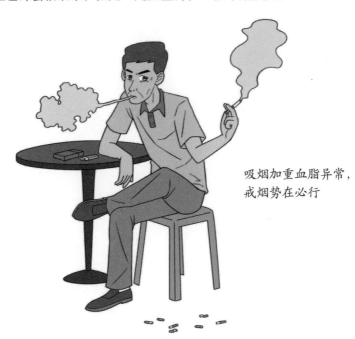

吸烟加重血脂异常，
戒烟势在必行

# 第五，好心情稳定血脂并不难

对于高脂血症患者来说，一个好的心情对疾病的治疗是特别有好处的，经常保持一个积极向上、快乐的心情，有助于身体的健康，也有助于脂类的代谢。

## 学会知足常乐

高脂血症患者在对待人和事上要学会知足常乐，力所能及地去追求更好的，如果达不到期望也不能因此失望、受挫。因为人生不如意十之八九，知足才能常乐，而不能为了满足物欲，不顾身体。

## 培养兴趣爱好，陶冶情志

在日常生活中，高脂血症患者可以多培养一些有益的兴趣爱好，例如旅游、摄影、下棋、听音乐、书法、绘画、养花等。这些兴趣爱好可以帮助患者打发无聊时光，还能增加对生活的热爱，培养乐观、平和的心态。

## 笑口常开

俗话说："笑一笑十年少，愁一愁白了头"。高脂血症患者最忌整日愁眉不展、唉声叹气，长期处在压抑的情绪下，更容易导致血脂。所以高脂血症患者日常不妨多笑笑，开怀地笑有助于排解不良情绪，避免血脂、血压、血糖升高。

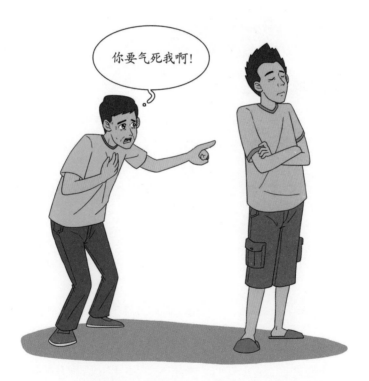

心情不好，血脂升高；心情好，有利降血脂。

## 多和家人、朋友聊聊天

当得知自己患有高脂血症，往往会觉得心情不佳，有的人更会愁眉不展，如果自己默默承受，心里的苦闷、烦恼不和别人讲，往往对病情的好转没有好处。所以不妨和朋友聊聊天，向乐观的朋友或亲人说说自己的苦衷、烦恼，听从周围朋友的开导，从朋友家人的安慰中得到力量和支持，平和心态，积极面对疾病。

# 第六，控制体重，保持合适的体重指数

体重是反应和衡量一个人健康状况的重要标志之一，过胖和过瘦都不利于人体健康。对于高脂血症患者来说，大多数人都存在体重超标的情况，而积极控制体重，保持适合的体重指数对降低血脂很重要，尤其是肥胖型高脂血症人群更应该进行减重。另外，过于肥胖还会影响血管壁结构，容易形成粥样硬化斑块，加大发生心脑血管病的风险。

## 计算自己的体重指数

现在人们都会用 BMI 指数来计算自己的体重是否标准。身体体重指数（BMI，Body Mass Index）是国际上常用的衡量人体肥胖程度和是否健康的重要标准。

**计算公式：** 体重指数 = 体重（千克）/ 身高（米）的平方（国际单位 $kg/m^2$）

例如：一个人的身高为 1.75 米，体重为 68 千克，BMI=68/(1.75^2)=22.2（$kg/m^2$），属于正常体重。

### BMI标准

| 分类 | 范围（$kg/m^2$） |
|---|---|
| 正常体重 | 18~25 |
| 超重 | 25~30 |
| 轻度肥胖 | > 30 |
| 中度肥胖 | > 35 |
| 重度肥胖 | > 40 |
| 体重过轻 | < 18.5 |

如果大家觉得计算体重指数比较麻烦，也可以用下面的公式进行判断。

**正常体重（千克）=身高（厘米）-105**
**超重10%为偏胖，超重20%为偏胖。**

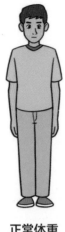

**正常体重**

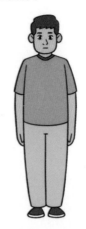

**超重10%偏胖**

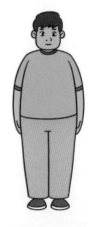

**超重20%偏胖**

## 控制体重需要这样做

1. 在减重期间，饮食要以高蛋白、高膳食纤维、低脂肪、低糖的食物为主。

2. 注意控制食物摄入的热量。

3. 正确的进食顺序应是：水果、汤（不勾芡）、蔬菜、鱼虾类，主食应多吃粗粮，有助于减重。

4. 一日三餐时间要规律。

5. 选择健康的烹饪方法：清蒸、清炒、凉拌等。

6. 注意适量运动。

*Tips:* **211饮食法是最小单元的饮食营养指导方案**

2拳【蔬菜】如深色绿叶蔬菜、根茎类、茄瓜类蔬菜。提供大量维生素和膳食纤维。

1拳【主食】如精米面、杂豆、土豆、莲藕、玉米、山药等。能量主要来源。

1拳【高蛋白食物】如鱼虾肉、豆腐。蛋白类食物提供大量优质蛋白质，人体一切细胞、组织都需要有蛋白质的参与。

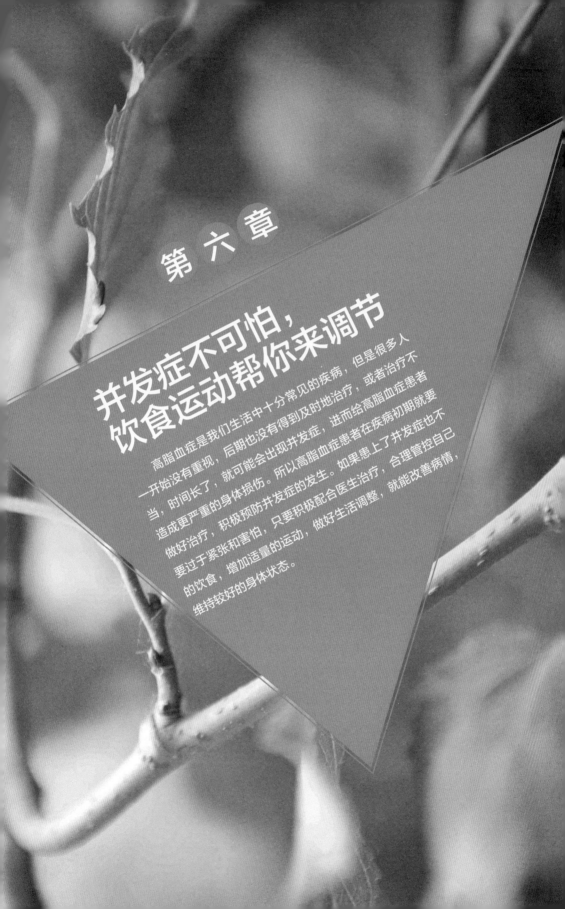

第 六 章

# 并发症不可怕，
# 饮食运动帮你来调节

高脂血症是我们生活中十分常见的疾病，但是很多人一开始没有得到及时地治疗，或者治疗不当，时间长了，就可能会出现并发症，进而给高脂血症患者造成更严重的身体损伤。所以高脂血症患者在疾病初期就要做好治疗，积极预防并发症的发生。如果患上了并发症也不要过于紧张和害怕，只要积极配合医生治疗，合理管控自己的饮食，增加适量的运动，做好生活调整，就能改善病情，维持较好的身体状态。

# 第一，高脂血症并发糖尿病

人们常常把高脂血症和糖尿病称为姐妹病。因为人一旦患上高脂血症，就会加大患上糖尿病的风险，引起并发糖尿病。这是因为身体的血脂升高，会增加游离的脂肪酸含量，进而转化成为葡萄糖，让患者的血糖升高。尤其是高脂血症伴肥胖的患者，由于胰岛素受体数相对减少，产生胰岛素抵抗，更容易诱发糖尿病。

## 饮食建议与推荐

1. 少量多餐，注意饮食多样性，控制热量的摄入。
2. 主食定量，粗细搭配。
3. 坚持低脂、低糖、少油、少盐饮食。
4. 多吃高纤维食物，多食蔬菜，尽量吃低糖水果。
5. 常吃鱼禽，适量蛋类等。
6. 多吃奶类、豆类食物。
7. 定时听吃饭，细嚼慢咽，进食宜先蔬菜、肉类，后主食。
8. 吃动平衡，维持理想体重。

## 推荐食谱——凉拌芹菜百合

**材料** 芹菜 250 克，百合 100 克，盐、香油各适量。

**做法**

❶ 将芹菜洗净，斜切成段；百合除去瓣尖和瓣尾的色斑点，洗净后用清水浸泡。

❷ 锅洗净，置于火上，加水烧开，放入切好的芹菜段、百合氽水至熟，捞出沥干水分，装盘待用，加入香油和盐搅拌均匀即可食用。

**烹饪小妙招**

烹饪芹菜时，先将芹菜放入沸水中焯烫，焯水后马上过凉，可以使成菜的颜色翠绿，还可少吸油。

## 运动注意与推荐

运动可以提高胰岛素的敏感性，调节胰岛素分泌，降低血糖。一项研究表明，增加体育活动可以降低 46% 患糖尿病的风险。并发糖尿病的人群宜采取低强度或中等强度的有氧运动，而且最好是全身性、有节奏的运动，如散步、太极拳、体操等。

## 运动推荐——仰卧蹬车运动

**具体操作**：仰卧在床上，像蹬自行车一样，双腿交替进行。每次 4~5 分钟，做 4~5 组，中间可稍作休息。

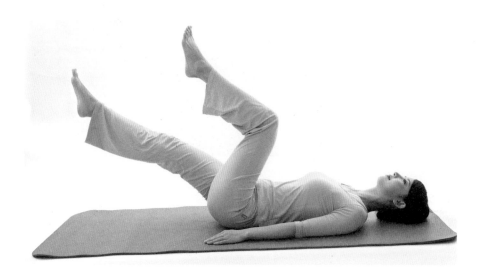

## 生活上的注意事项

1. 生活要有规律，改变不良的生活习惯。

2. 养成良好的卫生习惯，保持皮肤清洁，预防感染；宜穿柔软、舒适的贴身衣裤。

3. 定期自我监测血糖，把握血糖控制情况，遵医嘱用药。

4. 戒烟限酒。

5. 保持心理平衡，放松紧张情绪，有利于血糖稳定。

# 第二，高脂血症并发高血压

高脂血症也是高血压的患病因素之一。因为血脂增高，过多的脂质进入血管壁，堆积形成动脉粥样硬化，就可以引起血压升高。

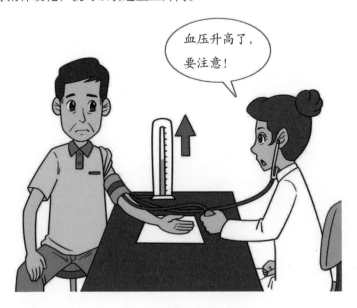

血压升高了，要注意！

## 🌡 饮食建议与推荐

1. 低盐饮食。对于有高血压疾病的中老年患者来讲，每日摄盐量应限制在 5 克甚至更低，对于降低和稳定血压大有裨益。

2. 避免进食高热量、高脂肪、高胆固醇的"三高"食物；适量限制饮食中蛋白质的摄入量；可常吃豆腐及其他豆制品、鱼、鸡等。

3. 节制饮食，避免进餐过饱，减少甜食，控制体重在正常范围。一般来讲，吃饭七分饱最为适宜。

4. 避免荤油及油脂类食品，建议炒菜或做汤时采用大豆油、玉米油或菜籽油，对于预防高血压及脑血管的硬化或破裂有一定益处。

## 推荐食谱——洋葱炒蛋

材料 洋葱 1 个，鸡蛋 2 个，葱花、植物油、盐各少许。

❶ 洋葱洗净，去皮，切丝。

❷ 把鸡蛋打入碗中，搅散；油锅烧热，倒入蛋液，然后炒成蛋花，盛起来待用。

❸ 锅中倒入底油，油热加葱花爆香一下，倒入洋葱翻炒，然后加盐，再翻炒几下即可。

## 🌡️ 运动注意与推荐

运动可以达到很好的降压效果，但并不是所有的人都适合运动。例如高血压危象、重症高血压、合并不稳定冠心病、严重心衰等这几类人群不建议运动。而且高血压患者运动中应注意的是，运动前首先要测一下血压。并发高血压人群如果在运动的过程中，出现心慌、气急、胸前区疼痛或者出冷汗等情况，也应该立即停止运动。

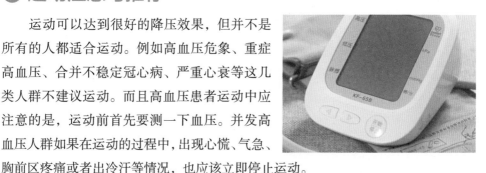

目前，散步、快走、骑自行车、做家务等运动比较适合高血压人群，不过，高血压患者上午 7~10 点血压常处于比较高的水平，是心血管病的高发时段，应避免运动，最好选择下午或傍晚进行锻炼。

# 运动推荐——瑜伽束角式

**具体操作：**坐在瑜伽垫上，双脚相对，双手抓紧脚趾，腿部贴地，膝盖下沉，身姿挺拔有力，调整呼吸，保持 1 分钟。身体、腿部依次放松。

## 🌡️ 生活上的注意事项

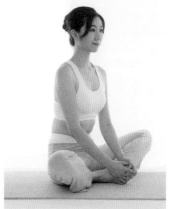

1. 戒烟限酒：香烟中含有尼古丁等有害物质，它们能对血管造成损伤。酒精容易造成血压升高。

2. 规律起居，不熬夜，保证充足的睡眠。

3. 保持良好心态，改变紧张、焦虑等情绪。

4. 控制体重，避免超重和肥胖。

5. 定时排便，防止便秘；最好选用坐便，且排便时切忌用力憋气，以免发生意外。

# 第三，高脂血症并发脂肪肝

在高脂血症患者中，脂肪肝的发病率远高于普通人，尤其是高甘油三酯血症是脂肪肝最常见的病因。脂肪肝是脂肪在肝内大量蓄积所致，常合并有血脂增高，肝细胞变性、肝小叶损伤后，损害肝功能，使肝脏结构发生变化，甚至可以导致肝硬化。

## 饮食建议与推荐

1. 严格控制主食摄入量，多吃粗杂粮。

2. 应控制脂肪和高胆固醇食物，每天胆固醇的摄入量控制在 300 毫克以内，不吃动物肝脏，不喝肉汤。

3. 多食用蔬菜、水果、菌菇类食物，可以保证摄入充足的膳食纤维，每天保证摄入蔬菜 500 克。

4. 适量补充高蛋白食物，帮助促进肝细胞的修复与再生。豆浆等黄豆制品能量低，建议脂肪肝患者每天至少食用一次；奶类建议脂肪肝患者选用低脂或脱脂奶。

5. 戒烟限酒。

6. 少吃或不吃煎炸等油类含量高的食品。

## 推荐食谱——凉拌苦瓜

**材料** 山药 20 克，苦瓜 500 克，香油 2 大匙，姜片、葱段、料酒、酱油、盐各适量。

**做法**

❶ 先将山药去皮，切薄片；苦瓜去瓤，洗净后切片。

❷ 将山药片、苦瓜片、料酒、姜片、葱段放入锅中，加水用中火煮熟，捞出苦瓜、山药，待凉后加入盐、酱油、香油拌匀即可。

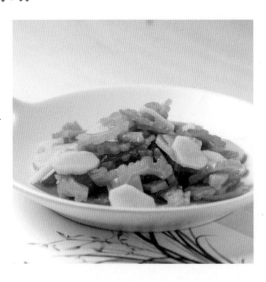

## 运动注意与推荐

1. 如果患者是早期轻度脂肪肝，可以通过运动来帮助调理，促进身体新陈代谢，减少脂肪堆积在肝脏内，有效缓解脂肪肝。但是如果已经达到中度或者重度时，就不建议采取剧烈的运动方式，因为如果运动不当会引发其他疾病。

2. 有氧运动比较适合脂肪肝患者，能够更好地消耗身体内的脂肪，进而起到缓解病情的作用，一般有氧运动有慢跑、呼啦圈、短跑等。

3. 运动时间：每次运动持续 30~60 分钟，每周坚持至少 3~5 次。

4. 运动前注意热身，充分活动全身各个关节。运动后不要马上坐卧休息，应适当放松，使心率、呼吸逐渐恢复至运动前的水平。

5. 运动锻炼后，如果有轻度疲劳感，但是精神好，体力充沛，食欲、睡眠俱佳，说明运动量合适。

## 运动推荐——仰卧交替抬腿

**具体操作：**仰卧在瑜伽垫上，下背部用力贴紧地面，双腿伸直，勾起脚尖，双腿交替抬起落下。全程保持均匀呼吸。左右交替算 1 次，重复 8~10 次，休息 1~2 分钟，再做 1~2 组。

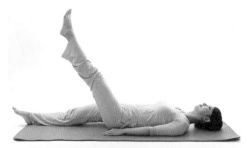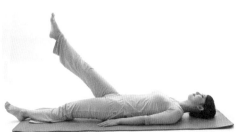

## 生活上的注意事项

1. 养成早睡早起的好习惯，避免熬夜，有助于激发肝脏活力，减轻日常代谢负担。

2. 心情的平和有助于生理机制的正常运转和内分泌的稳定，也能够避免因生气、紧张、焦虑等不良情绪引发的代谢紊乱，加重脂肪肝的病情。

3. 戒酒。酒精进入人体后都是在肝脏中代谢的，过量饮酒会引发脂肪肝患者肝细胞脂肪氧化减少或炎症坏死，影响肝细胞对脂肪的代谢和利用。

# 第四，高脂血症并发动脉粥样硬化

高脂血症并发动脉粥样硬化,是因为血液中的脂质会在动脉壁上沉积,形成"粥样斑块",日积月累导致动脉狭窄。动脉粥样硬化是很多心血管疾病的病理基础,是冠心病的基础病变,如果没有得到良好控制,容易诱发心肌梗死,造成严重的后果。

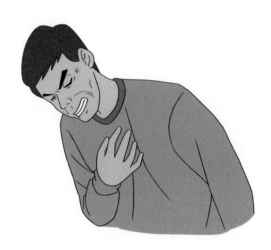

## 🌡 饮食建议与推荐

1. 饮食总热量不应过高,防止超重,限制糖类的摄入量。

2. 饮食宜清淡、少盐,定时定量,严禁暴饮暴食。

3. 忌食动物性脂肪和富含胆固醇的食物,如肥肉、鸡皮、奶油,肝、脑、肾等内脏和骨髓、鱼子、蛋黄、椰子油等。

4. 每次进餐都要严格控制肉类食物的摄入量,而且一周内吃猪肉、牛肉不超过3次,其他时间最好吃鸡或鱼(不包括水生贝壳类),因为它们含有的饱和脂肪酸更少;每天吃蛋黄不超过1个。

5. 多吃富含维生素和膳食纤维的食物,如各种新鲜蔬菜和水果及五谷杂粮等,能促进胆固醇代谢,降低血胆固醇含量。

6. 多吃海藻类食物,如海带、紫菜、海藻等,既能软化血管,又能阻碍胆固醇在肠道内的吸收。

7. 多吃些具有降脂、降胆固醇作用的食物,如芹菜、玉米、燕麦、山楂、桃仁、黑木耳、洋葱、蒜、鱼、西红柿、醋等。

## 推荐食谱——素烧冬瓜

**材料** 冬瓜 300 克，植物油、葱、姜、盐各适量。

**做法**

❶ 冬瓜去皮后切小块，用沸水焯一下，断生时捞出；姜切片；葱切段。

❷ 锅内倒油烧热，放姜片和葱段炒香，倒入冬瓜块翻炒，加适量水，熟后用盐调味即可。

### *Tips:*

冬瓜的热量低，适合动脉粥样硬化人群食用。

## 运动注意与推荐

合理运动有助于预防动脉粥样硬化。动脉粥样硬化患者在运动时需要根据身体状况、体力活动习惯和心脏功能状态来确定运动方式、时间和强度，以不过度增加心脏负担和不引起不适感觉为原则。在进行运动过程中要注意循序渐进，不宜勉强做剧烈运动。提倡中老年患者散步，也可做保健操、打太极拳等。

## 运动推荐——瑜伽婴儿式

此法可促进全身血液循环，改善头晕或疲劳，减少压力和焦虑。

**具体做法：** 跪立在垫面上，双脚并拢，双腿并拢，臀部坐向脚后跟，身体前倾，腹部贴靠大腿，前额点地，脖子放松，双手自然放在身体的旁侧靠近脚后跟，亦可向前伸展手臂，掌心贴地。

## 生活上的注意事项

1. 保持积极健康乐观的心态，切忌狂喜、暴怒、悲恐和受惊。

2. 保持正常的起居规律，按时作息。

3. 戒烟、限酒。吸烟会加重动脉粥样硬化的形成，直接导致缺血性脑卒中。

4. 积极防治高血压、糖尿病及脑动脉硬化等疾病。

5. 防止受寒，避免外伤。

# 第五，高脂血症并发冠心病

临床数据显示，1/3 的高脂血症患者同时患有冠心病。冠心病也叫冠状动脉粥样硬化性心脏病，由于体内过多脂肪沉积，造成动脉粥样硬化，使血流受阻，引起心脏缺血，发生一系列症状，即冠心病。

## 饮食建议与推荐

1. 饮食的总热量不宜过高，一般以不增加体重为原则，肥胖患者要采取健康的方法减肥。

2. 三餐有规律，定时定量，切忌饥饱无常、暴饮暴食，以免诱发心绞痛或心肌梗死。

3. 膳食要清淡、低盐、少油。每人每天摄入的钠盐总量不能超过 5 克，油脂不能超过 25 克，同时要注意不能只吃一种油，要多种油换着吃。

4. 主食要粗细搭配。多吃各类富含膳食纤维的杂粮，也可用土豆、山药、莲藕、红薯等根茎类食物代替部分主食。

5. 少吃脂肪和胆固醇含量高的食物，如动物油、肥肉、蛋黄等，以控制体重，减轻心脏负担。

6. 多喝水，每日饮水不少于 2000 毫升，尤其是睡前及晨起饮水有助于减少血栓形成，预防脑卒中与冠脉事件。

7. 适当多吃些富含优质蛋白质的食物，如脱脂牛奶、蛋类、鱼类（以清炖和清蒸为主）、黄豆及豆制品等，可减少胆固醇的合成。

## 推荐食谱——菊花雪梨

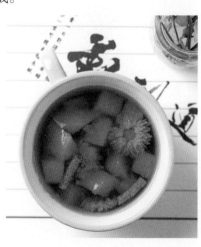

**材料** 雪梨 600 克，菊花 15 克，陈皮 5 克。

**做法**

❶ 雪梨削去外皮，去掉梨核，切成块。

❷ 菊花、陈皮分别用水冲洗一下，沥水。

❸ 将雪梨块及菊花、陈皮一起放入炖盅内，加入水，放在火上，用大火烧开。

❹ 盖好盖，改用小火炖 40 分钟左右，至雪梨软烂时即可。

## 🌡 运动注意与推荐

冠心病急性期患者应注意休息；缓解期患者可坚持科学、适当的运动，比如散步、慢跑、太极拳、体操、游泳等，能有效锻炼心脏功能，对稳定和恢复病情十分有益。

## 运动推荐——耸肩运动

耸肩运动，能够改善心脑血管供血，对肩关节的保护也非常有好处，还可以缓解疲劳、提神，适合冠心病患者。

**具体做法：**双脚分开，与肩同宽，然后两肩尽可能向上提，达到极限时停留片刻，肩头突然下落，如此反复 10 次。

## 🌡 生活上的注意事项

1. 改良生活习惯，戒烟、限酒，保持充足的睡眠和休息。

2. 养成定时喝水的习惯，不要等到渴了想喝水时才想起来喝水。

3. 保持良好的心态，控制情绪，避免生气和急躁。

4. 注意天气变化，防寒保暖，减少外界刺激对心血管的影响，特别要注意手部、头部、面部的保暖。

5. 随身携带急救药盒，并学会如何正确使用以进行自救。

*Tips*

寒冷也会引起冠心病的发作，所以冠心病患者在日常生活中要特别做好保暖工作。不仅要做好四肢的保暖，面部保暖也要做好，秋冬季外出戴上围巾、口罩。

喜欢晨练的冠心病患者要注意，秋冬季节，早上气温低，空气质量差，心血管疾病容易发作，所以不推荐秋冬季进行晨练。

# 第六，高脂血症并发脑梗死

血脂高对脑血管的损伤最大，所以，高脂血症患者发生缺血性脑卒中的几率要比一般人高。当血液中胆固醇增高时，就容易形成动脉硬化斑块，这些斑块在动脉壁内堆积，使动脉管腔狭窄，阻塞血液流入相应部位，进而诱发缺血性脑卒中，也就是我们常说的脑梗死。

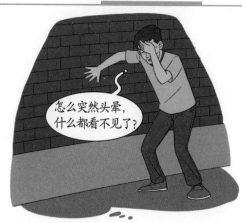

怎么突然头晕，什么都看不见了？

高脂血症并发脑梗死，突然头晕要警惕

## 🌡 饮食建议与调整

1. 饮食要注意色、香、味，并采用蒸、煮、炖、氽、拌等烹调方法，进食有节制，避免过饱。

2. 多吃薯类及粗粮，多选择优质蛋白质丰富的牛奶、鸡蛋、鱼等。

3. 多吃富含维生素 C、钙、镁、钾、碘等营养素的食物，如圆白菜、西蓝花、西红柿、芹菜、猕猴桃、牛奶、芝麻、海带、紫菜、虾米等，都对血管有保护作用。

4. 坚持低盐（每日控制在 3~5 克）、低脂、低胆固醇、低糖饮食，可适当滋补。忌食高盐、高糖、高脂、高胆固醇及一切辛辣刺激性食物，如咸鱼、腊肉、酱菜、甜点、酒、咖啡、浓茶、辣椒、油条等。

5. 及时补充水分，但要注意少量多次饮水，可防止血液浓缩和黏稠，预防脑血栓形成。

## 推荐食谱——小米栗子糊

**材料** 小米 50 克，脱皮栗子 5 个。

**做法**

❶ 把小米洗净后，用清水浸泡 30 分钟。

❷ 把去皮的板栗用刀切成小丁，这样打的米糊会更加细腻柔滑。

❸ 豆浆机清洗干净后，放入切碎的板栗和小米。

❹ 启动"米糊"模式，开始打糊，最后将米糊盛入碗中即可食用。

## 🌡 运动注意与推荐

患上脑梗死后，大多数患者都会出现肢体一侧偏瘫或者手指僵硬、下肢活动受限的症状，所以通过肢体的锻炼，可以促进脑的活动，恢复神经系统的功能。一般说来，下肢功能比上肢恢复得好，近躯干的部位比远端的肢体（如手、足）恢复得好，大关节比小关节恢复得好。因此，在锻炼下肢站立、走路的同时，更应注重上肢的锻炼。

# 运动推荐——大关节运动

**具体操作：**患者呈仰卧位，家属站在患者患侧一边，一手按住患者肩部，另一手握住手腕处，按顺时针方向活动肩关节（见下图）。

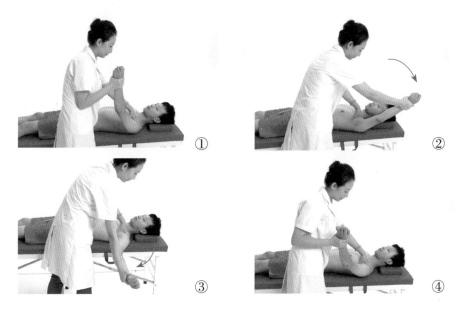

## 🌡 生活上的注意事项

1. 保证休息和睡眠时间，注意劳逸结合，避免过度疲劳。

2. 保持平和情绪，因为情绪恶劣，尤其是暴怒或长期忧郁、焦虑，可引起血管神经调节失常，或导致脑血管收缩，诱发脑梗死。

3. 做好日常保暖。寒冷的刺激，不仅可引起小血管收缩，还可引起血液黏稠度增加，易诱发脑梗死。

4. 戒烟、戒酒。饮酒和吸烟都对血管有害无益，是脑梗死的诱因。

# 附录1：食物胆固醇含量一览表

根据《中国食物成分表》，以下常见食物每 100 克可食用部分中，胆固醇含量如下表：

**高胆固醇食物（胆固醇含量＞200mg/100g）**

| 序号 | 食物 | 胆固醇含量（mg） |
|---|---|---|
| 1 | 猪蹄 | 6200 |
| 2 | 猪心 | 158~3640 |
| 3 | 鹌鹑蛋 | 640~3100 |
| 4 | 鸡蛋黄 | 1705~2000 |
| 5 | 鱿鱼 | 1170 |
| 6 | 虾子 | 896 |
| 7 | 小虾米 | 738 |
| 8 | 虾皮 | 608 |
| 9 | 鸭蛋 | 560~634 |
| 10 | 鸡蛋 | 450~608 |
| 11 | 鱼肝油 | 500 |
| 12 | 鲫鱼子 | 460 |
| 13 | 蚬 | 454 |
| 14 | 猪肝 | 158~420 |
| 15 | 墨鱼 | 275~348 |
| 16 | 银鱼 | 361 |
| 17 | 带鱼 | 97~244 |
| 18 | 螃蟹 | 235 |
| 19 | 奶油 | 163~300 |
| 20 | 虾 | 154~220 |

## 常见中等胆固醇食物（200mg/100g＞胆固醇含量＞90mg/100g）

| 序号 | 食物 | 胆固醇含量（mg） |
| --- | --- | --- |
| 1 | 肥牛肉 | 194 |
| 2 | 鳗鱼 | 186 |
| 3 | 肥羊肉 | 125~173 |
| 4 | 猪肚 | 159 |
| 5 | 腊肠 | 150 |
| 6 | 牛肥肠 | 148 |
| 7 | 干贝 | 145 |
| 8 | 泥鳅 | 136 |
| 9 | 肥猪肉 | 107~126 |
| 10 | 鲳鱼 | 120 |
| 11 | 黄鳝 | 117 |
| 12 | 鸡肉 | 60~117 |
| 13 | 鳕鱼 | 114 |
| 14 | 猪油 | 110 |
| 15 | 牛油 | 110 |
| 16 | 全脂奶粉 | 104 |
| 17 | 瘦羊肉 | 100 |
| 18 | 黄鱼 | 98 |
| 19 | 鲫鱼 | 90~93 |
| 20 | 瘦牛肉 | 91 |

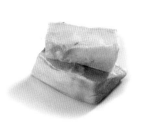 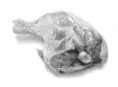 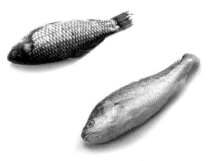

## 常见低胆固醇食物（胆固醇含量＜90mg/100g）

| 序号 | 食物 | 胆固醇含量 |
|---|---|---|
| 1 | 瘦猪肉 | 60~88 |
| 2 | 青鱼 | 90 |
| 3 | 鲑鱼 | 35~86 |
| 4 | 龙虾 | 85 |
| 5 | 海蜇皮 | 16~85 |
| 6 | 鸡胸肉 | 80 |
| 7 | 一般淡水鱼 | 60~80 |
| 8 | 一般海产鱼 | 50~60 |
| 9 | 巧克力蛋糕 | 47 |
| 10 | 巧克力冰淇淋 | 40 |
| 11 | 炼乳 | 39 |
| 12 | 羊奶 | 34 |
| 13 | 脱脂奶粉 | 28 |
| 14 | 牛奶 | 13~24 |
| 15 | 酸牛奶 | 12 |

## 常见不含胆固醇食物（几乎所有植物性食物）

| 序号 | 食物 | 胆固醇含量 |
|---|---|---|
| 1 | 水果 | 0 |
| 2 | 蔬菜 | 0 |
| 3 | 五谷类 | 0 |
| 4 | 果酱 | 0 |
| 5 | 花生/花生酱 | 0 |
| 6 | 豆类/豆制品 | 0 |

# 附录2：常见食物热量对照表

| 种类 | 食物名称 | 热量等级 |
|------|----------|----------|
| 五谷类 | 芝麻、方便面、油条等 | 高：300千卡以上 |
| | 馒头、花卷、米饭、面条、燕麦片、薏米、高粱米、通心粉、挂面、土豆粉、粳米、煎饼、地瓜粉、黑米 | 中：100~300千卡 |
| | 玉米、小米粥、粳米粥等 | 低：100千卡以下 |
| 蔬菜类 | 香椿、土豆、山药、黄花菜等 | 高：50千卡以上 |
| | 圆白菜、辣椒、油菜、菠菜、香菜、西蓝花、蒜苗 | 中：30~50千卡 |
| | 冬瓜、生菜、丝瓜、白菜、菜心、小白菜、青椒、黄瓜、芹菜、芦笋、韭菜、绿豆芽、苦瓜 | 低：30千卡以下 |
| 水果类 | 香蕉、荔枝、芒果、海棠果、沙果 | 高：100千卡以上 |
| | 草莓、杨梅、西瓜、樱桃、橙子、葡萄、桑葚、柚子 | 中：50~100千卡 |
| | 柠檬、苹果、猕猴桃 | 低：50千卡以下 |
| 豆类 | 豆浆粉、黄豆粉、豆腐皮、腐竹 | 高：300千卡以上 |
| | 黑豆、黄豆、蚕豆、芸豆、绿豆、豌豆、红豆、素什锦、素鸡、香干、豆腐干、豆沙 | 中：100~300千卡 |
| | 豆腐、豆汁、小豆粥 | 低：100千卡以下 |
| 肉类 | 猪肉、羊肉、鸭皮、香肠、牛肉松、烤鸭 | 高：300千卡以上 |
| | 牛肉（前腿）、羊肉（后腿） | 中：100~300千卡 |
| | 鸡血、猪血、鸭血、牛肚、猪肚、猪小肠 | 低：100千卡以下 |
| 蛋类 | 鸡蛋黄、鸭蛋黄、鹅蛋黄、蛋黄粉 | 高：300千卡以上 |
| | 鹌鹑蛋、松花蛋、鸭蛋、咸鸭蛋、鹅蛋 | 中：100~300千卡 |
| | 鸭蛋白、鹅蛋白、鸡蛋白 | 低：100千卡以下 |
| 水产类 | 鱼干、海鲜干 | 高：300千卡以上 |
| | 扇贝、龙虾、草鱼、鲫鱼、鲤鱼、鲅鱼、胖头鱼、基围虾 | 中：100~300千卡 |
| | 海参、海蜇皮、花蛤、章鱼、生蚝、黄鳝、牡蛎、河虾 | 低：100千卡以下 |

| 种类 | 食物名称 | 热量等级 |
|---|---|---|
| 油脂类 | 棕榈油、菜籽油、茶油、大豆油、花生油、葵花籽油、牛油、色拉油、香油、大麻油、玉米油 | 高：400千卡以上 |
| | 辣椒油、亚麻籽油 | 低：400千卡以下 |
| 糖类 | 巧克力 | 高：500千卡以上 |
| | 奶糖、酥糖 | 中：400~500千卡 |
| | 蜂蜜、淀粉、红糖、冰糖、白糖 | 低：400千卡以下 |
| 奶类 | 黄油、奶油、奶粉 | 高：300千卡以上 |
| | 奶酪、炼乳、奶片、奶豆腐 | 中：100~300千卡 |
| | 酸奶、牛奶 | 低：100千卡以下 |
| 冷饮类 | 冰激凌、可可粉、二锅头 | 高：300千卡以上 |
| | 橘子汁、铁观音、绿茶、红茶、花茶 | 中：100~300千卡 |
| | 杏仁露、葡萄酒、喜乐、杏仁露 | 低：100千卡以下 |
| 菌藻类 | 石花菜 | 高：300千卡以上 |
| | 口蘑、紫菜、黑木耳、白木耳 | 中：100~300千卡 |
| | 金针菇、草菇、平菇、鲜蘑、香菇、海带 | 低：100千卡以下 |

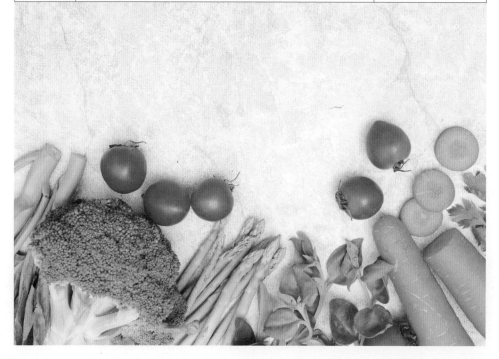

# 线上问诊

## 健康生活 从现在开始
START

☑ 线上问诊

三甲医师在线询

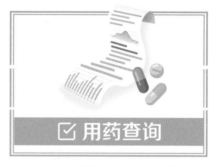

☑ 用药查询

药品药量全知道

---

**疾病的防与治**：日常预防疾病小贴士。

**家庭的急救法**：家庭急救案例八大法。

扫码可得

随身医师